Orientalische Liebeskunst

Der duftende Garten des Scheik Nefzaui

Orientalische Liebeskunst

Der duftende Garten des Scheik Nefzaui

NIKOL VERLAG

Dem vorliegenden Band liegt die 1929 erschienene Ausgabe zugrunde.

Titelabbildung: Bridgeman Art Library
Covergestaltung: André Nikol, Hamburg
Printed in the Czech Republic
ISBN: 978-3-86820-044-7

www.nikol-verlag.de

Inhalt

Vorwort

Die Bücherreihe »Die Liebe im Orient« bezweckt die Kennzeichnung der Stellung des orientalischen Menschen zur Liebe, denn nichts ist aufschlußreicher und bezeichnender für die Mentalität eines Volkes, zugleich seine ganze Wesensart offenbarend, als seine Beziehung zu diesem zentralen Lebensproblem. Und es ist kein Zufall, daß jene beiden Völker, die die köstlichsten Perlen der Liebespoesie im Schatzhause ihrer Kultur bewahren, uns auch die bedeutendsten Werke überliefert haben, in denen bestimmte Regeln für die Liebeskunst aufgestellt werden, die die Kunst zu lieben nachgerade in ein System gebracht haben. Stammen das »Kamasutram« und der »Anangaranga« aus der Feder indischer Weiser, so hat uns ein arabischer Autor, der Scheik Nefzaui, den »Duftenden Garten« hinterlassen. Es sind Werke, die ebenso zur Erkenntnis des Menschen, wie zur Erkenntnis des Kulturzustandes fremder Völker dienen.

Das Buch des Scheiks ist ein Versuch, dem mit dem politischen Verfall des Islam einhergehenden Verfall der Sitten zu steuern und einer Verrohung und Entartung entgegenzuwirken. Durch die Tabulatur des Geschlechtslebens will der Scheik Nefzaui das, was zur Betätigung eines dunklen Triebes herabzusinken droht, zu einer ritterlichen Kunst der Sinne wieder verfeinern. Durch die Aufstellung von Gesetzen für die körperliche Vereinigung hebt er den Liebesakt aus der Sphäre einer gemeinen animalischen Handlung und breitet über all diese Dinge einen duftigen poetischen Schleier aus. Seine Unterweisungen haben den Zweck, die Liebenden in der Liebeskunst zum vollkommenen Glück zu führen, indem sie ihren Charakter, ihr Temperament, ihre Konstitution berücksichtigen, alle die Faktoren, von denen eine volle seelische und physische Harmonie abhängig ist. Der Scheik tritt uns als ein (für die damalige Zeit) ausgezeichneter Physiologe und Psychologe entgegen, er weiß nicht nur in der Medizin und Hygiene Bescheid, sondern auch in der Seele und dem Herzen der Frau. Und sein Lehrbuch genießt den Vorzug, nicht immer nüchtern und sachlich trocken von den Tatsachen zu sprechen, wie es die beiden Inder tun, sondern er bringt durch poetische Beispiele und farbige Geschichten (wahre Edelsteine orientalischer Erzählungskunst, gesättigt von sinnlicher Glut und brillierend von östlichem Esprit) den Beweis für seine Behauptungen.

Nur dieses eine Werk hat den Namen des Scheik Nefzaui der Nachwelt übermittelt. Soweit feststellbar, wurde es um das Jahr 925 mohammedanischer Zeitrechnung geschrieben, und zwar nach den eigenen Angaben des Verfassers in Tunis. Der Autor verrät darin eine nicht geringe Belesenheit in den Werken der morgenländischen Literatur, die er seiner eigenen Arbeit dienstbar macht.

»Der duftende Garten« des Scheik Nefzaui wurde im Abendlande erst spät durch eine Übersetzung bekannt, die 1850 nach einem arabischen Manuskript von dem Hauptmann des Generalstabes in Algier, Baron R... besorgt worden war und nach der 1876 von Freunden der arabischen Literatur eine autographierte Ausgabe in 35 Exemplaren veröffentlicht wurde. Diese niedrige Auflageziffer erklärt zur Genüge ihre außerordentliche Seltenheit. Hierauf erschien 1886 eine neue revidierte und überarbeitete Übersetzung durch I. Liseux, den verdienstvollen Kenner der erotischen Weltliteratur, nach der dann 1904 ein Privatdruck des Werkes in 320 Exemplaren angefertigt worden ist. Eine weitere öffentliche Ausgabe erschien 1912 zu Paris in der kulturgeschichtlich bedeutenden Sammlung »Les Maîtres de l'Amour« und schließlich ein Privatdruck in deutscher Sprache (ohne Jahr) von Dr. Retex.

Allgemeines über den Beischlaf

Gelobt und gedankt sei Allah, der höchste Lust des Mannes in die Frau gelegt hat und höchste Lust der Frau in den Mann.

Der Frau ist kein Behagen gegeben, kein Glück und keine Ruhe ohne die Verbindung mit dem Manne, aber der Mann hat keine Ruhe, bis er sich mit der Frau vereinigen kann.

Bei diesem Beginnen verspüren beide Teile Lustgefühle. Die Umarmungen und Verschlingungen, die sie eingehen, sind eine Art bewegten Kampfes, der beiden Freude macht. Höchste Lust stellt sich bald ein, wenn die Leiber sich innig berühren.

Allahs Werk ist der Kuß, der Kuß auf die Wangen, den Hals, auch das Saugen an frischen Lippen, um des Mannes Erregung hervorzurufen. In seiner Weisheit hat er der Frau den schönen Busen gegeben, ihren Hals hat er mit einem Doppelkinn geschmückt, auch hat er ihren Wangen rosigen Glanz verliehen.

Er hat ihr Augen gegeben, die Liebe erwecken, Augen, deren Wimpern einem scharfen Schwert gleichen.

Er hat ihr einen runden Leib gemacht und hat ihn mit einem köstlichen Nabel geschmückt. Die Hüften, die Falten des Leibes sind eine Steigerung seiner Schönheit und die Schenkel sind es, auf denen all diese Herrlichkeiten ruhen.

Zwischen ihnen aber liegt das Feld der Liebeskämpfe.

Ist dieser Körperteil fleischig und weich, so gleicht er dem Kopfe des Löwen; er wird die weibliche Scham genannt.

Unzählige Männer sind durch sie zugrunde gegangen und es waren – wie sehr schmerzlich ist es, das zu bekennen! – viele herrliche Helden unter ihnen!

Allah schuf dieses Organ wie einen Mund mit einer Zunge (der

Klitoris) und zwei Lippen. Es gleicht in seiner Gestalt der Fußspur einer flüchtenden Gazelle im Wüstensande.

Zwei herrliche Säulen tragen dieses Wunder, die Schenkel, Zeugnisse von Allahs Macht und Weisheit. Sie sind nicht zu lang, nicht zu kurz, aber geschmückt mit den Knien, den Kniekehlen, den Waden und den Fersen, auf denen die schönsten Ringe liegen.

Allah, der Allmächtige, hat die Frau inmitten eines Meeres von Herrlichkeit, Glanz und Lust erschaffen. Sie ist mit den schönsten Gewändern überhäuft, sie schmückt sich mit glänzenden Gürteln, sie hat die Gnade eines Lächelns, das Verführung ist.

Gepriesen sei darum Allah, der die Frau in ihrer Schönheit erschaffen, der ihren Leib gebildet hat mit allen Reizen, den Weckerinnen der Lust, der ihre Haare so schön machte, der ihre Kehle formte und die köstliche Rundung ihres Busens! Der sie Liebesgebärden lehrte, welche die Lust entfachen!

Der Schöpfer der Welt hat den Frauen die Macht gegeben, alle Männer zu verführen, die starken wie die schwachen; alle ohne Unterschied sind ihnen untertänig! Die Frau ist es, welche in Wahrheit die menschliche Gesellschaft geschaffen hat, denn ohne sie gäbe es keine Gründe des Bleibens, des Wanderns, des Weitergehens. Sie ist der Urquell aller Zerstreuungen und aller Vergnügungen.

Wer liebt und vom Gegenstand der Liebe getrennt wird, befindet sich in einem Zustande der Demut. Seine Brust erglüht im Feuer der Liebe, aber das Elend lastet auf ihm in mannigfachen Formen und unterwirft ihn dem Geschick und allen Wechselfällen, die sich im Gefolge der Leidenschaften einstellen. Das alles ist die Folge des glühenden Wunsches nach Vereinigung.

Demütiger Diener Allahs, der ich bin, danke ich ihm dafür, daß sich keiner der Liebe zu einer schönen Frau entziehen kann, auch nicht dem Verlangen, sie zu besitzen. Kein Wechsel des Ortes hilft dagegen, keine Flucht, keine Trennung. Ich bezeuge, daß es außer Allah keinen anderen Gott gibt und daß er keinen Gehilfen hat! Dieses Zeugnis lege ich ab für den Tag des letzten Gerichtes!

Weiter aber bezeuge ich, daß Mohammed sein Diener und Abgesandter ist und unser Meister und Herr (der Segen und das Mitleid Allahs mögen auf ihm und seiner Familie und seinen Schülern ruhen).

Wie ich dieses Werk schrieb

Es gibt ein kleines Buch aus meiner Hand, bekannt unter dem Namen »Fackel des Alls«. In diesem Buche wird das Geheimnis der Zeugung behandelt. Unser Vezier und unser Herr Abd el Asiz, der Herrscher von Tunis, lernten dieses Buch kennen. Jener Vezier war sein Hofdichter, aber auch sein Freund. Er war der klügste und scharfsinnigste Mann seiner Zeit, von einem ungeheuren Wissen in allen Dingen. Er hieß Mohammed Ben Ouanaez Zouaouas und leitete seine Abstammung von den Zouaouas, einem Stamm der unabhängigen Kabylen ab.

Er war in Algier aufgewachsen und hier lernte ihn unser Herr Abd el Asiz el Hafzi kennen. Am Tage der Einnahme von Algier flüchtete dieser Herr mit ihm nach Tunis (möge Allah ihn mit seiner Macht behüten bis zum Tag der Auferstehung!) und ernannte ihn zu seinem Großvezier.

Als ihm jenes erwähnte Buch in die Hände fiel, ließ er mich dringend zu sich holen. Er empfing mich sehr ehrenvoll.

Drei Tage später kam er zu mir, zeigte mir mein Buch und sagte: »Das ist dein Werk!« Als ich rot wurde, fuhr er fort: »Erröte nicht, denn du hast die reine Wahrheit geschrieben. Niemand braucht vor deinen Worten zu erschrecken. Schon andere vor dir haben über diesen Gegenstand geschrieben. Bei Allah, es ist notwendig, dieses Buch zu kennen! Ein Tor, ein Feind der Wissenschaft wird es ins Lächerliche ziehen mögen! Doch bleibt noch viel hinzuzufügen.«

Als ich fragte, was er meinte, sagte er: »Du sollst diesem Werke die verschiedenen Heilmittel hinzufügen, von denen du noch nicht gesprochen hast und du sollst keine Einzelheit übergehen. Du sollst beschreiben, aus welchen Gründen und Motiven der Zeugungsakt unternommen wird, auch alle Ursachen, die ihn behindern können. Du sollst die Mittel angeben, kleine Glieder zu vergrößern, auch jene Mittel, welche den üblen Geruch der Achselhöhlen und der heimlichen Teile der Frau entfernen und auf sie verkleinernd einwirken. Vergiß auch nicht den Zustand der Schwangerschaft, damit deinem Buche nichts fehle. Kurz, deinen Zweck wirst du erreicht haben, wenn dein Werk alle Wünsche befriedigt.«

Ich entgegnete: »Wenn es Allah gefällt, kann ich leicht erfüllen, was du begehrst.«

Darauf schrieb ich dann dieses Werk, indem ich die Hilfe Allahs anflehte (möge er seinen Segen auf den Propheten ergießen und ihm gnädig und barmherzig beistehen!) und nannte es den »Duftenden Garten zur Erholung des Geistes« (Er Roud el âater fi nezaha el Rhater).

Und Allah, der alles zum Guten wendet (und es gibt keinen anderen Gott außer ihm und alles Gute kommt nur von ihm), wir bitten ihn, uns seinen Schutz zu verleihen und uns in der rechten Bahn zu führen. Denn alle Kraft und alles Glück ruht nur in dem hohen, allmächtigen Gott.

Ich habe das Werk zur Erleichterung des Studiums in einundzwanzig Kapitel eingeteilt, um seine Lektüre dem Tabb (Student, der nach dem Wissen strebt) zu erleichtern und ihn leicht den gewünschten Stoff finden zu lassen. Jedes Kapitel hat seinen besonderen Gegenstand: sei es eine nützliche Anweisung, seien es kleine Geschichten oder handle es von der List und der Verräterei der Frauen.

Erstes Kapitel

Über die lobenswerten Männer

Laß dir sagen, mein Vezier (möge der Segen Allahs auf dir ruhen!), die Männer und Frauen sind von verschiedener Art. Es gibt lobenswerte und tadelnswerte unter ihnen.

Wenn ein rechter Mann sich bei Frauen befindet, erwacht seine Sehnsucht, doch weiß er seine Kräfte zu beherrschen und er ist stets zu neuem Liebeskampfe bereit.

Solch einen Mann schätzen die Frauen, denn die Frau liebt nur den Mann zur Begattung, der liebestüchtig ist. Ein solcher Mann soll eine flache Brust, aber starke Lenden haben, sein Glied soll ihm stets gehorchen.

Solch ein Mann wird der Liebling der Frauen sein, denn der Dichter singt:

»Des fertigen Mannes beglückende Eigenschaften, das sah ich längst, suchen beim Jüngling schon die Frauen: Schönheit, Stärke, Mut und die Fähigkeit, Opfer zu bringen, starke und kraftvolle Lenden, keine Sperlingsgeschwindigkeit beim Lieben, eine flache Brust, die auf dem Busen der Frauen leicht schwimmt, langsam strömendes Feuer der Liebe, unsägliche Vervielfältigung des Genusses verheißend. Auch wünschen sie ihn schnell wieder zur Liebe bereit, daß sein Liebespflug fleißig den Acker der Liebe bestelle. So soll beschaffen sein der Mann, der das Glück der Frauen bedeutet und der sich ihrer allerhöchsten Schätzung stets erfreut.«

Was die Frau beim Manne sucht.

Eines Tages besuchte ein großer Herr seine Mätresse und legte ihr verschiedene Fragen vor. Bei dieser Gelegenheit wollte er auch wissen, welche Eigenschaften die Frauen am Manne schätzen.

Seine Geliebte, Leila genannt, antwortete ihm: »Mein hoher Herr, er soll Wangen haben, die den deinen gleichen.«

Und als er weitere Fragen stellte, antwortete sie: »Haare, ähnlich den deinen, er soll überhaupt dir gleichen, denn sonst wird ein Mann, er mag so reich und mächtig sein wie er will, bei den Frauen kein Glück haben.«

Zauber der Wohlgerüche.

Der Gebrauch von Wohlgerüchen erregt sowohl den Mann wie die Frau. Atmet die Frau Düfte ein, mit denen sich der Mann parfümiert hat, sinkt sie in eine Art von Ohnmacht. Oft hat der Mann nur durch Anwendung von Wohlgerüchen eine Frau gewinnen können.

Geschichte des Mosailama.

So erzählt man sich, daß Mosailama, der Lügenprophet, der Sohn des Kaiss (den Allah verfluchen wolle), vorgab, er habe die Gabe der Weissagung und daß er den Propheten – Allahs Segen über ihn! – nachahmte. Er und viele Araber zogen sich Allahs Zorn zu.

Mosailama fälschte durch seine Lügen und Entstellungen auch den Koran. So sagte er in Bezug auf ein Kapitel, das Gabriel, der Erzengel, dem Propheten gebracht hatte, auch ihm wäre ein solches Kapitel gebracht und er zog vor ein« faltigen, ungläubigen Besuchern das Kapitel »Der Elefant« in den Staub.

Er sagte: »In diesem Kapitel sehe ich den Elefanten. Was ist der Elefant? Was bedeutet dieses Tier mit vier Beinen? Es hat einen Schwanz, ein Schwanzende und einen mächtigen Rüssel. Wahrlich, das ist ein Geschöpf unseres großen Gottes.«

Das Kapitel des Korans mit Namen El Konter war gleichfalls Gegenstand seines Widerspruchs. Er sagte: »Wir haben dir Geschmeide geschenkt, auf daß du es für dich selbst und vor allem anderen auswählest, aber hüte dich, daß es dich zum Hochmut verleite.«

In derselben Weise spottete er auch über andere Kapitel des Korans.

Er war noch damit beschäftigt, als er vom Propheten (Allahs Segen und Barmherzigkeit sei mit ihm!) sprechen hörte, daß dieser nur seine Hände auf ein kahles Haupt legen brauchte, damit die Haare gleich wieder wüchsen, daß sich das Wasser in einem trockenen Baum höbe, wenn er hineinspuckte, daß es dann trinkbar und süß würde, wenn es vorher auch salzig und bitter gewesen war; auch hörte er, daß der Prophet Blinde und Augenkranke heilte, indem er in ein blindes oder krankes Auge spie, daß ein Kind, dem er mit dem Segen: »Lebe hundert Jahre!« die Hand auflegte, in der Tat so lange leben blieb.

Als die Schüler Mosailamas diese Dinge sahen oder davon hörten, kamen sie zu ihm und sagten: »Hast du keine Kenntnis von Mohammed und seinen Taten?« Er erwiderte: »Ich werde es besser machen.«

Mosailama aber war ein Feind Allahs. Legte er seine Hand auf ein halbkahles Haupt, so schwanden alle Haare, jeder Brunnen versiegte oder wurde bitter, in den er spie, und ein krankes Auge, das er berührte, verlor jede Sehkraft, und wenn er ein Kind mit dem Segenswunsch: »Lebe hundert Jahre!« segnete, so starb es auf der Stelle.

So geht es denjenigen, deren Augen sich dem Licht verschließen und ohne Allahs Hilfe leben.

Zu gleicher Zeit lebte eine Frau mit Namen Chedja el Temimia, die sich als Prophetin ausgab. Sie hörte von Mosailama und er von ihr.

Sie war aus dem großen Stamm der Beni-Temim und deshalb mächtig, denn der Stamm war zahlreich. Sie sagte: »Nicht zwei können Propheten sein. Entweder wird er allein Prophet sein und ich und meine Schüler werden ihm gehorchen, oder ich werde Prophetin sein und er und die Seinen werden mir anhangen.«

Als dies geschah, war aber der rechte Prophet schon gestorben (Allahs Gnade und Barmherzigkeit sei mit ihm!).

Chedja schrieb also an Mosailama einen Brief und erklärte ihm ihre Meinung über das Prophetenamt. Dann fuhr sie fort: »Wir wollen zusammenkommen und uns und unsere Schüler gegenseitig prüfen. Wer dann als wahrer Prophet erkannt wird, dessen Gesetze wollen wir befolgen.«

Sie übersandte ihm diesen Brief durch einen Boten und fügte die Nachricht hinzu, daß sie ihm mit dem Heere folgen würde.

Am anderen Tage schon brach sie mit ihren Anhängern auf.

Der Abgesandte hatte Mosailama erreicht, begrüßte ihn und gab ihm den Brief.

Dieser las und war ganz bestürzt in der Erwartung dessen, was sich nun ereignen sollte. Keiner seiner Leute, die er um Rat befragte, konnte ihm helfen und er wußte nicht, wie er sich aus dieser Verlegenheit retten könnte.

Endlich sagte einer seiner Freunde, einer der klügsten und erfahrensten: »Beruhige dich! Ich will dich beraten wie ein Vater seinen Sohn!«

»Sprich aufrichtig und ohne Falsch!«

Der andere sprach: »Errichte morgen früh vor der Stadt ein köstliches Zelt aus herrlicher Seide, geschmückt mit Kostbarkeiten. Laß es dann von Wohlgerüchen durchströmen, von Ambra, Moschus und anderen Düften, wie Rose, Orangenblüte, Narzisse, Jasmin, Hyazinthe, Nelke. Stelle goldene Räucherpfannen in das Zelt, die mit den köstlichsten Wohlgerüchen erfüllt sind. Hüte dich aber, daß von all diesen Düften etwas aus dem Zelte ausströmen kann. Ist das ganze Zelt voll von süßem Duft, so setze dich auf deinen Thron und laß die Prophetin holen. Laß sie in dein Zelt bringen und verweile dort allein mit ihr. Sie wird in Verzückung geraten, ihre Glieder werden sich lösen, sie wird endlich das Bewußtsein verlieren und du wirst Besitz von ihr nehmen. Dann wirst du von der Verlegenheit, die sie dir bereiten will, befreit sein.«

Mosailama rief: »Das ist ein trefflicher Rat!« und er befolgte ihn genau.

Sobald der Duft im Zelte stark genug war, setzte er sich auf seinen Thron und sandte der Prophetin Botschaft. Dann ließ er sie in das Zelt eintreten und blieb allein mit ihr. Sie richtete das Wort an ihn, wurde aber plötzlich ganz verwirrt; da begriff er, was sie wünschte.

Er sprach also: »Nun wohl, diese Stätte ist für dich und deinem Willen hergerichtet; schicke dich an, daß ich dich besitze! Du kannst, ganz wie du es vorziehst, dich auf den Rücken legen, kannst dich auf alle Viere stellen, kannst auch, wie im Gebet, das Hinterteil in die Luft streckend, einen Dreifuß bilden. Tue, was du willst, du wirst befriedigt werden.«

Die Prophetin antwortete: »Ich möchte in allen Stellungen deine Offenbarungen kennenlernen.«

Darauf genoß er sie auf vielfache Weise.

Dann sagte sie: »Sobald ich hier fortgehe, begehre mich bei den Meinen zur Frau.«

Als sie aus dem Zelt trat, fragten ihre Schüler, welches Ergebnis ihre Besprechung gehabt hätte.

Sie sagte: »Er hat mir alles offenbart und ich habe gefunden, daß er die Wahrheit besitzt. Gehorcht ihm.«

Dann verlangte Mosailama die Frau bei ihrem Stamm zur Frau, was bewilligt wurde. Als der Stamm über die Mitgift verhandelte, sagte er: »Ich entbinde euch vom Nachmittagsgebete.« – Seitdem beten die Beni-Temim nicht mehr zu dieser Tageszeit und wenn man sie nach dem Grunde fragt, so sagen sie: »Das ist das Werk unserer großen Prophetin! Sie allein ist der Weg zur Wahrheit.«

Ein Dichter des Stammes, der keine andere Prophetin außer ihr anerkennt, hat sie folgendermaßen besungen:

»Uns ist erstanden ein Weib als Prophetin! Wir wollen ihre Gebote befolgen! Für die anderen Lebenden unter der Sonne Freilich gibt es nur Männer als Propheten.«

Mosailamas Tod wurde durch Abu Beker vorausgesagt. Er kam durch Xeidben Khettah, andere sagen durch Oucha, einen seiner Schüler, zu Tode.

Der Allmächtige aber weiß, daß Oucha der Täter war. Er gestand selbst: »In meiner Unwissenheit habe ich den edelsten Menschen, Hamza ben el Motaleb, getötet und hierauf dem erbärmlichsten, Mosailama, das gleiche Schicksal bereitet. Möge Allah mir die schlechte Tat in Anbetracht der guten verzeihen.«

Diese Worte: »In meiner Unwissenheit habe ich den edelsten Menschen getötet«, sind so zu verstehen, daß er, als er noch nicht Anhänger des Propheten war, Hamz« (Allah sei ihm gnädig!) getötet, und nach seinem Übertritt zum Islam Mosailama erschlagen hatte.

Die Gnade des allmächtigen Gottes bewirkte, daß Chedja el Temimia Reue empfand, Muselmännin wurde und einen Anhänger des Propheten (Allah sei ihrem Gatten gnädig!) heiratete. Damit endet die Geschichte.

Der Mann gefällt den Frauen, der ihnen entgegenkommt, der sich mit ihnen beschäftigt. Von guter Haltung soll er sein und sich durch Schönheit vor den anderen auszeichnen, geschmeidig sei seine Gestalt, hinreißend und bezaubernd sein Wesen. Aufrichtig sei er in seinen Worten, hochherzig und tapfer in seinen Handlungen! Er vergeude sich nicht an Nichtigkeiten und sein Umgang sei den anderen erfreulich! Er sei ein Sklave des einmal gegebenen Wortes; er halte seine Versprechungen und sage stets die reine Wahrheit, auch soll er tun, was er zugesagt hat.

Verachtung verdient, wer sich seiner Beziehungen zu den Frauen rühmt und damit prahlt; von einem solchen Mann soll jetzt die Rede sein.

Es lebte einmal ein König mit Namen Mamun, der einen Narren namens Bahlul hatte. Dieser belustigte alle Fürsten und Großen des Reichs.

Als er eines Tages zu seinem Herrn kam, wandte dieser den Kopf weg und fragte: »Warum kamst du, Schlemmer, der du bist?« Der Narr antwortete: »Ich möchte erfahren, was meinem hohen Herrn begegnet ist«

»Was ist dir begegnet?« fragte der König. »Wie kommst du mit deinen beiden Frauen aus?« Bahlul hatte nämlich zwei Gemahlinnen.

»Ich bin mit ihnen nicht glücklich. Mich drückt die Armut nieder.«

Der König fragte: »Kannst du mir nicht einige Verse darüber sagen?«

Darauf antwortete der Narr:

»Armut hält mich in Banden, das Elend plagt mich sehr.
Ich lebe im Unglück dahin,
Bin in Verwirrung und Gefahr,
Der Verachtung der Menschen preisgegeben.
Allah segnet nicht einen Armen wie mich;
Armut ist Schande und Schimpf in aller Augen.
Bleibt mir alles Unglück der Welt so treu wie bisher,
So werde ich, das wage niemand zu bezweifeln,
Bald mein Haus und meine Frauen verlassen.«

»Wohin wirst du dann gehen?« »Zu Gott und seinem Propheten.«

Der König erwiderte: »Wer sich zu Gott und seinem Propheten flüchtet, den nehmen wir auf! Aber sag' mir noch in Versen, was du mit deinen beiden Frauen erlebt hast.«

Darauf begann der Narr:

»Weil ich ein Tor war, habe ich zwei Frauen genommen.

Worüber beklagst du dich, Mann zweier Weiber?

Ich hatte gedacht, ich wäre zwischen ihnen ein begünstigtes Lamm, Ich werde mich erfreuen an den Brüsten meiner beiden Schafe, Aber es ging mir wie dem Lamm zwischen zwei Schakalen. Tag reiht sich an Tag, Nacht an Nacht: Der beiden Weiber Joch drückt mich Tag und Nacht. Bin ich gut mit der einen, zürnt die andere; So kann ich diesen Teufelinnen nicht entrinnen. Willst du als Mann in Ruhe und Frieden leben, Willst du offene Hände behalten und freien Willen: So bleibe ledig.

Kannst du das nicht, nimm dir nur eine Frau, Denn schon ein einziges Weib kann ja zwei Heere befriedigen.«

Als der König das gehört hatte, fiel er vor Lachen hintenüber und schenkte dem Narren als Zeichen seiner Gunst ein vergoldetes Kleid, das schönste, das er besaß.

Der Narr ging fröhlich davon, auf das Haus des Großveziers zu.

Da sah Hamduna ihn von der Höhe ihres Daches herab. Sie sprach zu ihrer Negerin: »Sieh nur den Narren in seinem stolzen goldenen Kleide! Mit welcher List könnte ich's wohl für mich gewinnen?«

»Dieses Kleid kannst du ihm nicht nehmen, Herrin.«

Sie aber antwortete: »Ich habe mir schon eine List ausgedacht. Ich werde es ihm nehmen.«

»Der Narr ist klug«, sagte die Negerin. »Man denkt, man könnte sich über ihn lustig machen, aber er ist es, der sich über die anderen lustig macht. Gib dein Vorhaben auf. Oder nimm dich in acht, Herrin, daß du nicht in die Grube fällst, die du ihm gräbst.«

Aber Hamduna antwortete: »Es wird gelingen.«

Dann ließ sie den Narren durch die Negerin holen.

Sie begrüßte ihn, als er eintrat: »Ich glaube, du bist gekommen, weil du meinen Gesang hören willst!« Er antwortete: »So ist es, Herrin.« Es war allgemein bekannt, daß sie herrlich singen konnte. – Sie fuhr fort: »Wenn du mich singen gehört hast, wirst du gewiß auch gern etwas essen wollen?«

Er antwortete: »Jawohl!«

Darauf sang sie herrlich. Man hätte ihr zuhörend vor Liebe sterben können. Dann ließ sie dem Narren Erfrischungen reichen. Er aß und trank. Darauf sagte sie: »Ich weiß nicht, warum ich glaube, du möchtest mir gern dein Kleid schenken.«

Er sagte: »Herrin, ich habe einen Eid geschworen, es nur der zu geben, die mir das gewährt, was die Frau dem Manne zu geben hat.«

»Was weißt du davon!« rief sie aus.

»Wie sollte ich das nicht wissen,« war die Antwort, »der ich doch die Menschen in solchen Dingen unterweise. Ich mache, daß sie sich in Liebe paaren, ich lehre, welche Freuden die Frau in den Umarmungen zu verschenken hat, auf welche Weise sie zu erregen und zu sättigen ist. Wer sollte diese Kunst nicht kennen, wenn nicht ich?«

Hamduna aber war die Tochter des Königs und die Frau des Großveziers. Sie war von großer Schönheit und berückte alle durch ihren Wuchs und das Ebenmaß ihrer Glieder. Niemand auf der Welt war zu ihrer Zeit schöner, anmutiger, reizender als sie. Erblickte sie ein Held, so schlug er die Augen bezaubert zu Boden, aus Sorge, der Verführung zu verfallen. In Verschwendung hatte Allah alle weiblichen Reize über sie ausgegossen. Verwirrt war jeder, der sie ansah. Viele Helden haben sich ihretwegen in große Gefahren begeben. – Unser armer Narr war ihr stets ausgewichen, weil er fürchtete, ihrem Zauber zu verfallen. Hätte sie ihn nicht rufen lassen, wäre er nie zu ihr gegangen.

Nun sprach er mit ihr. Er schaute sie an, senkte den Blick sehr oft, denn er dachte, daß er seine Leidenschaft nicht im Zaume halten könnte. Sie hingegen brannte vor Begierde, das schöne Kleid zu bekommen, das er nicht hergeben wollte, ohne den bestimmten Preis erhalten zu haben. Sie fragte wieder: »Welchen Preis verlangst du?« Er antwortete: »Eine Liebesumarmung, mein Augapfel.«

»Was verstehst du davon?«

»Niemand kennt sich mit solchen Sachen besser aus als ich. Die Frauen bilden ja die einzige Beschäftigung meines Lebens. Ich habe sie von Grund aus studiert. Ich weiß, was sie lieben, denn siehe, Herrin, die Herren dieser Welt sind den verschiedensten Beschäftigungen ergeben. Einer nimmt, der andere gibt, einer kauft, der andere verkauft. Das lockt mich nicht, denn ich bin einzig und allein den Frauen zugetan. Ich heile die Liebeskranken und bringe denen Erleichterung, die unter ihrer ungestillten Gier seufzen müssen.«

Hamduna war erstaunt, den Narren so reden zu hören und sie fragte, ob er nicht einige Verse zu diesem Gegenstand wüßte.

Darauf hub er an: »Verschiedener Art sind die Männer, je nach ihrem Tun. Die einen leben im Glück, die anderen in Tränen.

Diese leben in Stürmen und im Elend,
Andere haben im Reichtum ruhige Tage.
Das alles lockt mich nicht.
Was gehen mich Türken, Araber und Perser an?
Ich will nur eines auf der Welt: im Arme der Frauen ruh'n.
Darüber gibt es für mich keinen bangen Zweifel mehr.
Sehnt eines Weibes Leib sich nach mir, brenne ich schon
Lichterloh in unerträglichen Gluten.
Mein Augapfel du, Herrlichste aller Frauen:
Genügt es dir nicht, einmal deine Glut gestillt zu wissen,
So werde ich dich in zahllosen Umarmungen beglücken.
Niemand wird dir das vorwerfen; das ist ja
aller Frauen Wunsch!

Verschmähst du mich aber, so jage mich fort! Entferne mich dann aus deiner Gegenwart ohne Furcht, Aber handle schnell, mach' nicht größer meinen Schmerz! Nur schone mich und mach' mir keine Vorwürfe! Da ich bei dir bin, beglücke mich mit gewährenden Worten, Schlag nicht mit zornigen und scharfen Worten nach mir, Sondern laß mich ganz zu dir kommen und nimm mich gnädig an. Ich möchte dir so gelten wie jener, der dem Kranken den Becher der Genesung reicht. Meine Blicke brennen in deinem Busen zu versinken! Karge nicht mit den Liebesfreuden, nimm mich an, Erhöre mich ganz, denn ich werde dir niemals Kummer bereiten. Auch wenn du mir Böses tust, bleibe ich doch immer ich,

Wie du auch ewig bleiben wirst, was du bist.
Nie werde ich vergessen, daß wir nur Diener sind,
Eure Diener, ihr erhabenen Töchter der Edelsten!
Wie wird sich deine Liebe mir zeigen?
Nie wird sie der Welt sich enthüllen,
Sondern ewig ihr verborgen sein.
Denn mir ist Schweigen geboten, ich bin ganz stumm:
Dies alles geschieht mir nach Allahs Willen.
Er überhäuft mich mit Liebe, aber heute bin ich
im Unglück.«

Nach diesen Worten fiel Hamduna in eine Art Ohnmacht und sie schickte sich an, den Narren zu prüfen, der mit allen Zeichen der Erregung vor ihr stand. Sie wußte nicht, ob sie sich ihm hingeben, ob sie sich ihm versagen sollte. Während sie noch so überlegte, entbrannte auch ihr Leib in Lust. Sie konnte nicht länger widerstehen und sie tröstete sich, indem sie sich sagte, daß ja doch dem Narren niemand Glauben schenken würde, wenn es ihm einfallen sollte, von diesem Erlebnis zu sprechen.

Nun bat sie ihn, sein Kleid abzulegen und ihr in das Kabinett zu folgen.

Er sagte: »Erst muß ich meine Lust gestillt haben, mein Augapfel.«

Hamduna schritt nun in zitternder Erregung in ihr Schlafgemach, wobei sie schon ihren Gürtel ablegte. Der Narr folgte ihr und wußte nicht, ob er wache oder träume. Er schritt hinter ihr her und kam in ihr Gemach, wo sie sich auf ein seidenes Bett warf, das hoch wie ein Gewölbe war. Sie warf die Kleider ab und gab ihre ganze Schönheit dem Narren preis.

Der prüfte ihren Leih und fand, daß er rund wie eine schöne

Kuppel war, auch betrachtete er ihren Nabel, der einer Perle in goldener Schale glich. Dann senkten sich seine Augen und waren von ihrer unteren Schönheit geblendet. Voll verliebten Staunens glitten seine Blicke über ihre herrlichen weißen Schenkel.

Nun umarmte er die Frau mit Leidenschaft. Dabei wurde ihr Gesicht ganz starr; sie verlor das Bewußtsein.

Da sprach der Narr: »Warum bist du so von Sinnen?« Sie antwortete: »Laß mich! Du regst mich mit deinen Worten noch mehr auf. Jede Frau, wäre sie auch das reinste Geschöpf, würde bei solchen Worten außer Fassung geraten. Willst du mich wirklich so weit bringen, daß ich unterliege?« Er fragte: »Bin ich denn nicht wie dein Mann?« Sie antwortete: »Die Frau gerät durch den Mann in Glut wie die Stute durch den Hengst. Nur ein Unterschied ist: die Stute wird nur zu gewissen Jahreszeiten hitzig und nimmt den Hengst an, die Frau dagegen kann jederzeit in Glut versetzt werden. Jetzt bin ich so weit; beeile dich, denn zu dieser Stunde pflegt mein Gatte zurückzukommen.«

Nun vereinigte er sich wieder mit ihr und während er sie genoß und sie sich allen Lüsten hingab, rief sie aus: »Warum sind nur die Frauen so wollüstig, so unersättlich in ihren Begierden erschaffen?«

Niemals vorher hatte die Welt eine solche Umarmung gesehen, eine Umarmung von solcher Dauer und Glut. Auch ihr Abschied, als sie sich endlich gelöst hatten, dauerte eine Ewigkeit und Hamduna wurde nicht müde, die Tapferkeit und Unermüdlichkeit des Narren zu rühmen.

Endlich wollte er gehen. Da rief sie: »Aber das Kleid!«

»Du warst mir wie ein Mann!« rief er. »Nun soll ich dir noch ein Geschenk geben?«

»Du sagtest mir doch, daß du Schmerzen hättest...«

»Das macht nichts aus«, war die Antwort. »Aber für das zweite Mal sei das Kleid der Preis.«

Hamduna dachte bei sich: »Es macht ja jetzt nichts mehr aus.«

Sie legte sich nieder, aber Bahlul sagte: »Nur dann komme ich zu dir, wenn du all deine Kleider ablegst.«

Das tat sie willig und der Narr verfiel in wahre Verzückung bei dem Anblick, der sich jetzt seinen Augen bot. Er prüfte sie Glied um Glied. Er bestaunte ihre herrlichen Schenkel, ihren Nabel, der weiß wie Elfenbein war, ihren schöngewölbten Bauch, ihre Brust, die einen Busen trug, der Blütenkelchen glich. Ihr Hals war der einer Gazelle, ihr Mund war wie ein Ring und ihre Lippen waren feingeschwungen wie ein blutbetauter Säbel. Ihre Zähne glichen Perlen und ihre Wangen waren wie Rosen. Ihre Augen waren schwarz, von edlem Schnitt und ihre Brauen waren von der Farbe des Ebenholzes und auf das künstlichste wie von eines geschickten Zeichners Hand gezogen. Ihre Stirn war wie der Mond einer Vollmondnacht.

Der Narr umarmte sie, sog an ihren Lippen, küßte ihre Kehle und berührte mit seinem Munde zärtlich ihre Wangen. Er biß in ihre Brüste, trank ihren duftenden Speichel und biß in ihre Schenkel. Das trieb er so lange, bis er ihre Sinne schwinden sah, bis sie kaum noch zu stammeln vermochte. Dann küßte er ihre heimlichen Teile, während sie sich nicht mehr zu regen vermochte: einem weißen Wunder mit purpurner Mitte glich dieser Teil.

Er rief aus: »Du Versuchung der Männer!« Dabei küßte, dabei biß er sie unaufhörlich, bis sie nur noch Glut und Begehren war.

Als dann unter Anwendung aller Liebeskünste ihre beiderseitige Glut gestillt war, wollte der Narr gehen. Da rief sie: »Wo ist das Gewand? Du spielst mit mir!«

»Nur um seinen Preis werde ich mich von ihm trennen...«

»Du hast, was dir zukommt...«

»Sei es das dritte Mal um das Gewand...«

»Gut!«

Darauf gaben sie sich in noch größerer Lust noch einmal den Freuden der Liebe hin, nachdem der Narr das Gewand zusammengelegt und in Hamdunas Hände gelegt hatte.

Als er endlich gegangen war und ihr das Gewand gelassen hatte, sagte die Negerin zu ihrer Herrin: »Ist es nicht gekommen, wie ich gesagt habe? Er ist ein böser Mensch und du konntest ihn nicht überlisten. Warum hast du mir keinen Glauben geschenkt?«

Die Herrin entgegnete: »Ermüde mich nicht mit solchen Redensarten. Es ist gekommen, wie es kommen mußte. Jeder Frau ist der Mann bestimmt, der in Haß oder Liebe in sie eindringen soll. Wäre mir dieser Mann nicht bestimmt gewesen, hätte er mich nicht gewinnen können, selbst dann nicht, wenn er mir das ganze Weltall geschenkt hätte.«

In diesem Augenblick klopfte es an die Tür. Die Negerin fragte, wer da wäre und sie hörte, daß der Narr antwortete: »Ich bin es.« Hamduna erschrak sehr und ließ fragen, was er wünsche. Er sagte: »Ich bin durstig. Bring mir etwas Wasser.« Bald trat die Negerin mit einer Schale voll Wasser aus dem Hause. Er trank und ließ die Schale aus den Händen fallen, so daß sie zerbrach. Die Negerin schloß die Tür, er aber setzte sich auf die Schwelle.

Ein wenig später kam der Vezier, der Gatte Hamdunas, und fragte, was er dort triebe. Der Narr antwortete: »Mein Herr, ich ging über die Straße, als ich großen Durst verspürte. Eine Negerin brachte mir auf meine Bitte zu trinken, ich aber ließ die Schale fallen, darauf nahm mir die Herrin Hamduna als Ersatz für diesen Schaden das Kleid, das mir der Sultan, unser Herr, geschenkt hat.«

Der Vezier sagte sogleich: »Man gebe ihm das Gewand zurück.«

Hamduna trat vor die Tür und ihr Gatte fragte sie, ob es wahr wäre, daß sie das Gewand ab Zahlung für die zerschlagene Tasse genommen hätte.

Sie rang die Hände und rief: »Was hast du getan, Bahlul?« Er antwortete: »Ich sprach mit deinem Mann in der Sprache meiner Narrheit. Rede du jetzt mit ihm in der Sprache deiner Vernunft.«

Sie war sehr froh über seine List, gab ihm das Gewand zurück und er machte sich zufrieden davon.

Zweites Kapitel

Über die lobenswerten Frauen

Laß dir sagen, mein Vezier (der Segen Allahs ruhe auf dir!): auch bei den Frauen ist es so, daß die einen Lob, die anderen dagegen Tadel und Verachtung verdienen.

Eine Frau, die dem Mann gefallen soll, muß von guter Gestalt und wohlbeleibt sein. Ihre Haare seien schwarz, ihre Stirn breit. Ihre Augenbrauen sollen so schwarz wie die Äthiopier sein, ihre Augen seien groß und von tiefem Schwarz, das Weiße der Augen sei klar und rein. Ihre Wangen sollen ein reines Oval zeigen, zierlich sei die Nase, anmutig, niedlich der Mund, rosig wie die Zunge sollen die Lippen sein und angenehmer Duft entströme der Nase wie dem Munde. Der Hals sei lang und fein, der Nacken stark. Brüste und Bauch sollen breit sein, der Busen sei fest und fülle den Raum auf der Brust gut aus. Der Bauch muß im rechten Verhältnis zur Größe der anderen Körperteile stehen, der Nabel soll entwickelt, tief, nicht verwachsen sein. Auch der untere Teil des Leibes soll breit sein. Schenkel und Lenden seien hart und fest, die Lenden sollen breit und fett abfallen. Scharf sei die Taille gezeichnet, anmutig seien Hände und Füße. Die Arme sollen voll und rund sein, Vorderarme und Schultern stark.

Wer eine Frau von vorn erblickt, gerät in Entzücken. Wer sie von hinten ansieht, ist sterblich in sie verliebt. Sitzt sie, gleicht sie einer runden Kuppel, liegt sie, ist sie ein weiches Bett, aber im Stehen ist sie wie der Schaft einer Fahne.

Beim Gehen bemerkt man ihre heimlichen Teile unter den Kleidern. Sie spricht und lacht selten, niemals ohne zureichenden Grund. Sie bleibt in ihrem Hause und geht nicht einmal auf Besuch zu den Nachbarn, mit denen sie befreundet ist. Freundschaft mit Frauen schließt sie nicht. Sie zieht niemanden in ihr Vertrauen: nur ihr Gatte ist ihr Halt. Geschenke nimmt sie nur von ihrem Mann und ihren Eltern. Ist eines von ihren Eltern bei ihr, so kümmert sie sich nicht um seine Geschäfte. Sie verrät keine Fehler, hat aber auch keine zu verbergen und gibt niemals einen falschen oder schlechten Ratschlag. Sie vermeidet auch Neckereien. Hat ihr Gatte den Wunsch, die eheliche Pflicht zu erfüllen, so fügt sie sich ihm, ja sie kommt ihm bei passender Gelegenheit sogar zuvor. Sie ist stets bereit, ihm bei seinen Geschäften zu helfen. Sie klagt selten, hält ihre Tränen zurück und gibt sich keinen Vergnügungen hin, wenn sie den Gatten unzufrieden oder traurig sieht. Sie teilt seinen Kummer, besänftigt ihn, wenn er zornig ist und ist erst selbst zufrieden, wenn sie ihn zufrieden weiß. Nur ihrem Gatten ergibt sie sich und müßte sie auch an den Folgen der Enthaltsamkeit zugrunde gehen. Ihre Scham hat sie stets sittsam bedeckt und läßt sie nicht sehen. Sie kleidet sich gut und gefällig, sie ist sehr reinlich und hütet sich, daß ihr Mann etwas bemerken könnte, was ihm zuwider ist. Sie verwendet Wohlgerüche, die der Mann liebt, gebraucht Antimon zur Pflege ihres Körpers und pflegt ihre Zähne peinlich. Eine solche Frau wird von allen Männern geliebt.

Geschichte des Negers Dorerame

Einst lebte ein mächtiger König, der ein großes Reich, stattliche Heere und mächtige Verbündete besaß. Er hieß Ali ben Direme.

Als er einmal nicht schlafen konnte, berief er seinen Vezier, den Kommandanten der Polizei und den Befehlshaber der Wachen. Er befahl ihnen, ihre Säbel zu ergreifen und sagte ihnen, daß er mit ihnen, da er keinen Schlaf finden könnte, durch die Stadt streifen wollte.

Sie sagten: »Hören und gehorchen ist eins.«

So brachen sie auf. Das Gefolge des Königs ging dicht hinter ihnen her.

Sie waren schon eine Weile gegangen, als sie in einer Straße einen Mann bemerkten, der, mit dem Gesicht zum Boden, auf der Erde lag und sich die Brust mit einem Steine schlug, während er rief: »Es gibt keine Gerechtigkeit mehr auf Erden! Sagt niemand dem König, was in seinem Reiche vorgeht? Alle Welt ist in Bekümmernis und Trübsal!« Diese Worte wiederholte er ohne Unterlaß.

Da sagte der König: »Man bringe diesen Mann ganz nahe zu mir her, aber sorgt, daß ihr ihn nicht erschreckt.«

Sie traten zu ihm, faßten ihn bei den Händen, erhoben ihn und sagten: »Fürchte dich nicht! Nichts Schlimmes wird dir geschehen!«

Er antwortete: »Ich habe nichts zu fürchten, darum habe ich keine Furcht, aber wenn Ihr mir auch sagt, daß mir nichts geschehen würde, so bietet Ihr mir doch keinen Gruß. Wißt Ihr denn nicht, daß der Gruß dem Gläubigen wie eine Gewähr seiner Sicherheit ist? Wenn also Gläubige den Gläubigen nicht begrüßen, dann ist gewiß ein Grund zur Furcht vorhanden.« Dann folgte er ihnen.

Der König und seine Begleiter hatten sich die Gesichter verhüllt. Die Begleiter standen da, auf ihre Säbel gestützt.

Als der Mann vor dem König stand, sagte er: »Heil dir, o Mann!« Der König antwortete: »Ich gebe dir den Gruß zurück, o Mann.«

Der Mann fragte: »Warum hast du gesagt: o Mann?«

Der König fragte: »Warum hast du gesagt: o Mann?«

»Ich weiß deinen Namen nicht«, war die Antwort.

»Ich kenne den deinen auch nicht«, sagte der König und fuhr dann fort: »Warum rufst du deine Klagen in die Nacht? Wie kannst du sagen, es gibt keine Gerechtigkeit auf Erden? Berichtet denn niemand dem König, was in seinem Lande vorgeht? Erzähle doch, was dir zugestoßen ist.«

»Das will ich nur dem erzählen, der mich rächen und von meiner Schmach befreien wird, wenn es Allah gefällt.«

Der König antwortete: »Allah stellte mich zu deiner Verfügung, um dich zu rächen und von der Schmach und Bedrückung zu befreien.«

Darauf sagte der Mann: »Ihr werdet Wunderbares vernehmen. Ich liebte eine Frau und wurde wiedergeliebt. Wir waren in Liebe vereint. Lange lebten wir so im Glück, als ein böses Weib meine Geliebte zum Bösen verleitete und sie in ein verrufenes Haus führte... Da stürzte all mein Glück in den tiefsten Abgrund.«

Der König fragte, wo dieses Haus wäre und der Mann antwortete: »Sie ist bei einem Neger, der Dorerame heißt. Er hat Frauen schön wie der Mond bei sich, wie sie im Hause des Königs nicht leben. Er hat eine Geliebte, die ihm alles gibt, was er an Geld, Speisen und Kleidern braucht.«

Der Mann versank in Schweigen. Der König war sehr überrascht, aber der Vezier hatte schon erkannt, daß dieser Neger ihm gehörte.

Darauf bat der König den Mann, ihm das Haus zu zeigen.

»Was wirst du tun, wenn ich‘s dir zeige?«

»Das wirst du sehen.«

»Du wirst nichts ausrichten«, sagte der Mann. »Willst du dort mit Gewalt eindringen, gerätst du in große Gefahr, denn der Herr des Hauses ist sehr mächtig und allgemein wegen seiner Stärke und seines Mutes gefürchtet.«

»Zeige mir den Ort!« befahl der König. »Du brauchst dich nicht zu fürchten.«

»Nach Allahs Willen also!« sagte der Mann, erhob sich und schritt vor ihnen her. Sie folgten ihm bis zu einer großen Straße und der Mann hielt endlich vor einem Hause mit befestigten Türen und hohen Mauern. Sie konnten sie nicht ersteigen und waren erstaunt über ein solches Haus, das wie in einem Panzer lag.

Der König fragte den Mann: »Wie heißt du?«

Er antwortete: »Omar ben Isad.«

»Bist du stark, Omar?«

»Wenn es Allah gefällt, ja.« Dann wandte er sich dem König zu und sagte: »Helfe dir Allah in dieser Nacht.«

Darauf fragte der König seine Begleiter: »Seid ihr stark? Kann einer von euch diese Mauern erklettern?«

Sie sagten, daß es unmöglich wäre.

Darauf der König: »Dann werde ich selbst diese Mauern ersteigen, muß mich aber eines Mittels bedienen, wobei ich eure Hilfe brauche.«

Sie fragten, was es denn zu tun gäbe.

Der König antwortete: »Ich muß wissen, wer von euch der Stärkste ist.«

Sie antworteten: »Der Polizeimeister.«

»Wer nach ihm?«

»Der Anführer der Wache.«

»Dann?«

»Der Großvezier.«

Omar hörte mit Staunen zu, begriff, daß er vor dem König stand und freute sich sehr.

Der König fragte: »Wer bleibt noch?«

Omar sprach: »Ich, o König!«

Darauf der König: »Du hast entdeckt, wer wir sind, aber hüte das Geheimnis gut.«

»Hören heißt gehorchen«, sagte Omar.

Der König wandte sich an den Polizeimeister und sagte: »Lege deine Hände an die Mauern, daß dein Rücken hervortritt.«

Der Angeredete gehorchte.

Der König befahl dem Anführer der Wache, auf den Rücken des Polizeimeisters zu steigen. Der gehorchte und stellte seine Füße auf die Schultern des ersten. Dann mußte der Vezier aufsteigen und endlich befahl der König, daß Omar auf die höchste Stelle klettere. Dann blieb nur der König übrig.

Dieser rief Allah an: »Im Namen Allahs, dessen Segen auf seinem Propheten ruhen und Allahs Gnade und Barmherzigkeit unterstützen möge.« Hierauf schwang er sich auf den Rücken des

Chaouch und sprach: »Gedulde dich einen Augenblick; wenn ich Erfolg habe, wirst du belohnt werden.« In der gleichen Weise schwang er sich der Reihe nach auf die Rücken der anderen, bis er auf Omars Rücken kam, den er gleichfalls bat, Geduld zu haben und versprach, ihn zum Privatsekretär zu ernennen. Dann setzte der König seine Füße auf Omars Schultern, und als er mit den Händen die Terrasse erreichen konnte, schwang er sich mit den Worten: »Im Namen Allahs, möge er seinen Segen auf den Propheten ergießen, auf dem die Barmherzigkeit und das Heil Allahs ruhen möge!« hinauf und stand nun auf der Terrasse. Dann gab er den anderen den Befehl, hinabzusteigen. Sie bewunderten seinen Einfall und auch die Stärke des ersten, der ihrer vier getragen hatte.

Nun suchte der König einen Platz zum Absteigen, aber er fand keinen. Er nahm seinen Turban vom Kopfe, löste ihn auf, befestigte ihn an der Stelle, wo er gestanden hatte und ließ sich an diesem Seil aus Stoff in den Hof hinunter, den er genau durchforschte, bis er endlich in der Mitte des Hauses eine mit einem ungeheuren Schlosse versperrte Tür fand. Die Festigkeit dieses Schlosses überraschte und bekümmerte ihn sehr, aber da er ein frommer Mann war, tröstete er sich mit dem Gedanken, daß alles nach Allahs Willen geschähe. »Er wird mir auch die Kraft geben, zu meinen Gefährten zurückzukehren«, sagte er sich.

Dann betrachtete er das Haus genau, zählte die Zimmer, eines nach dem anderen und fand, daß es siebzehn verschiedenartig eingerichtete Räume waren, welche durchwegs vom ersten bis zum letzten, mit Teppichen und Zerbia (schwere, samtartige Teppiche) von verschiedenen Farben bedeckt waren.

Plötzlich erblickte er einen sieben Stufen erhöhten Ort, von dem das Geräusch vieler Stimmen kam.

Unter feierlichen Anrufungen Allahs erstieg er die Stufen, die aus Marmor der verschiedensten Farben waren, schwarz, rot, weiß, gelb, grün und anderen Schattierungen.

Als er die erste Stufe bestieg, rief er aus: »Im Namen des gnädigen, barmherzigen Gottes!« Die zweite betrat er mit den Worten: »Dem Allah hilft, dem ist der Sieg gewiß.« Die dritte betretend, sagte er: »Mit Allahs Hilfe ist der Sieg nahe.«

Auf der vierten sprach er: »Allah, den ich um Sieg gebeten habe, ist der allmächtigste Verbündete.«

Während er die fünfte, sechste und siebente erstieg, rief er den Propheten (Allahs Gnade und Barmherzigkeit mit ihm!) an.

Als er die siebente Stufe erklommen hatte, stand er vor einem Vorhang aus rotem Brokat. Er spähte durch eine Spalte und sah in ein herrlich erleuchtetes Zimmer, wo Kerzen in hohen, goldenen Leuchtern und viele Kronleuchter brannten. Mitten in diesem Gemach sprudelte ein Moschuswasserfall. Auf einem Tischtuche lockten die herrlichsten Speisen und Früchte.

Der Saal war mit vergoldeten Möbeln eingerichtet, die so glänzten, daß die Augen bei diesem Anblick ermüdeten.

Zwölf Jungfrauen und sieben Frauen saßen um das ausgebreitete Tuch. Sie glichen an Schönheit alle dem Mond; der König war über ihre Anmut ganz entzückt. Außer den Frauen sah er sieben Neger, was ihn in Erstaunen setzte.

Ganz besonders wurde des Königs Blick durch eine wunderschöne Frau gefesselt, welche dem Vollmond glich, mit schwarzen Augen, ovalen Wangen und geschmeidigen, anmutigen Gliedern; wer sie nur ansah, war schon in ihrem Bann. Der König sagte sich: »Wie komme ich von diesem Orte hinweg? Herz, mein Herz, ergib dich nicht der Liebe.« Er sah genauer hin und bemerkte, daß alle Frauen Weingläser in den Händen hielten und schon betrunken waren.

Plötzlich hörte der König, wie eine Frau zu einer ihrer Genossinnen sagte: »Du, erhebe dich, zünde Fackeln an, daß wir beide schlafen gehen können, denn wir sind müde.«

Die beiden standen auf und schlugen den Vorhang auf, um hinauszugehen. Der König verbarg sich, als sie vorübergingen. Sie traten in eines der Gemächer, verließen es jedoch bald wieder, um ihre Notdurft zu verrichten; diesen Augenblick benutzte der

König, um in dieses Zimmer einzudringen und sich in einem Seitengemach zu verbergen.

Sein Herz aber war in Sorge um seine Gefährten, auch diese sagten sich, daß er mit seinem Leben spielte.

Die Frauen kehrten bald zurück und schlossen die Tür. Berauscht entkleideten sie sich und erwiesen sich gegenseitig viele Liebkosungen.

»Dies ist in Wahrheit ein Abgrund der Wollust, wie Omar mir sagte«, dachte der König, als er das sah.

Die Frauen schliefen bald ein. Da trat der König aus dem Versteck, löschte das Licht, entkleidete sich und legte sich zwischen die Frauen, deren Namen er sich aus ihrem Gespräch gut gemerkt hatte. So sagte er der einen ganz leise: »Liebes Kind, wo hast du die Schlüssel hingelegt?« Sie antwortete: »Schlaf, du Hure! Die Schlüssel sind an ihrem gewöhnlichen Platz!«

In größter Verlegenheit erhob der König seine Gedanken zu Allah, drang noch einmal in die Frau ein, um die Schlüssel zu bekommen, indem er sagte: »Ich muß die Tür öffnen, denn schon geht die Sonne auf und der Tag bricht an.« Sie antwortete: »Die Schlüssel sind an ihrem Platz! Was quälst du mich damit? Schlaf, bis es Tag wird!«

Da sprach der König bei sich: »Es gibt keine Macht und keine Kraft außer bei dem hohen, barmherzigen Gott. Wahrlich, ohne seine Strafe zu fürchten, wäre ich fähig, ihnen den Säbel durch den Leib zu stoßen.«

Nach einer Weile begann der König wieder: »Ich sorge mich um die Schlüssel. Sag' doch, wo sie sind.«

Die Angeredete antwortete: »Kannst du es wieder nicht aushalten, du Hure? Nicht eine Nacht kannst du es aushalten! Sieh' die Frau des Veziers an: seit sieben Monaten weist sie jede Nacht das Drängen des Negers zurück... Geh' denn! Die Schlüssel hat der Neger in der Tasche. Aber sag' ihm nicht: Ich will die Schlüssel! sondern: Ich will dich! Du weißt, der Neger heißt Dorerame.«

Darauf schwieg der König, denn er wußte jetzt, was er zu

tun hatte. Er wartete, bis die Frau eingeschlafen war, nahm ihre Kleider, zog sie an und verbarg seinen Säbel unter den Gewändern. Dann bedeckte er sein Gesicht mit einem roten Schleier und war nicht von den anderen Frauen zu unterscheiden. Er trat hinaus und schlich sich hinter den Vorhang des Saales. Dort saßen noch einige, die anderen schliefen schon. Der König rief Allah um Erleuchtung an, trat in den Saal und an das Bett des Negers, indem er sich stellte, als ob er betrunken wäre. Der Neger und die Frauen glaubten, es wäre die Frau, deren Kleider er trug.

Der Neger hatte schon lange Verlangen nach dieser Frau, und als er sah, daß sie sich auf sein Bett setzen wollte, dachte er, sie wäre nur gekommen, um seine Umarmung zu genießen. Er sprach also zu ihr, sie solle nur die Kleider ablegen und in sein Bett gehen, er käme sogleich zurück.

Der König dachte wieder an Omar und die Wahrheit seiner Worte und suchte in den Kleidern des Negers die Schlüssel, ohne sie zu finden. Aber als er einmal die Augen erhob, sah er über sich ein Fenster. Dort hingen goldene Gewänder; er griff zu und hatte zu seiner Überraschung und Freude schon die Schlüssel gefaßt. Er zählte: es waren sieben, den sieben Türen des Hauses entsprechend. Der Neger kam zurück, der König, der wußte, daß er nur durch eine List ins Freie kommen konnte, stellte sich, als müßte er sich erbrechen. Er legte die Hand auf den Mund und eilte in den Hof. Der Neger rief ihm nach: »Gott segne dich!« Dann dachte er, daß jede andere sicher ins Bett gespien hätte.

Nun öffnete der König die sieben Türen des Hauses, bis zu der äußersten, die auf die Straße ging, doch hatte er alle Türen hinter sich sorgfältig geschlossen. Seine Gefährten waren in großer Angst um ihn und fragten ihn, was er erlebt und gesehen hätte.

Der König sagte: »Jetzt ist nicht Zeit zum Plaudern. Der Tag naht. Wir wollen mit Allahs Hilfe in dieses Haus eindringen.«

Sie besprachen sich, auf der Hut zu sein, denn es waren sieben Neger im Hause, zwölf Jungfrauen und sieben Frauen, alle schön wie der Mond.

Die Gefährten beglückwünschten den König und drangen in das Haus ein.

Da sprach der Vezier zum König: »Woher sind diese Kleider?«

»Schweig! Ohne sie hätte ich mir nie die Schlüssel verschaffen können.«

Nun ging der König in das Zimmer der beiden Frauen, bei denen er geruht hatte. Er legte die Frauenkleider ab und zog seine eigenen Kleider an, klug bedacht, seinen Säbel zu verbergen. Dann ging er den anderen an den Ort voran, wo der Neger und die Frauen waren. Dort standen sie alle hinter dem Vorhang.

Sie sahen sich um, betrachteten die Frauen und sagten: »Keine von den Frauen hier im Saale ist so schön wie die auf dem erhöhten Sitze.«

Der König stimmte zu und sagte: »Wenn sie noch keinem anderen gehört, will ich diese für mich haben.«

In diesem Augenblick legte sich der Neger Dorerame gerade zu Bett und eine der schönen Frauen war mit ihm. Dann gingen die anderen mit anderen Frauen zu Bett; nur die schöne Frau auf dem erhöhten Sitz und die Jungfrauen blieben übrig. Jede dieser Frauen schien nur mit Widerstreben ihrem Neger zu folgen: jede kam nach dem Akt mit gesenktem Kopf wieder in des Saales Mitte.

Dann begehrten die Neger die schöne Frau, aber sie stieß alle zurück und sagte: »Niemals lasse ich mir das gefallen! Auch diese Jungfrauen stehen unter meinem Schutz!«

Da ging Dorerame auf sie zu, wollte sie schlagen und schrie: »Heute sind es sieben Monate, daß ich dich bitte, mir meine Wünsche zu erfüllen, aber du weist mich stets zurück. Heute aber mußt du mir gehören.«

Die Frau, welche die Trunkenheit des Negers bemerkte, wollte ihn beruhigen und machte ihm Versprechungen. Sie sagte: »Setze dich nur neben mich. Diese Nacht will ich dich erhören.«

Der Neger setzte sich zu ihr, im Zustande höchster Erregung. Der König wußte nicht, was er vor Staunen beginnen sollte.

Da begann die Frau zu singen, in Tönen, die wahrhaft aus dem Herzen kamen:

»Der Jüngling ist es, den ich als Mann begehre. Er allein ist mein Leben! Der Mut füllt ihn ganz aus! Er nur ist mein Ehrgeiz! Seinesgleichen ist nicht in der weiten Welt! Ewig lebendig, wird er nie müde!

Seine Liebe ist zu heftig, als daß er Schlaf finden könnte! Er seufzt vor meiner heimlichen Tür und begehrt keine Hilfe.

Keine Verbündeten will er haben; nein, ganz allein Tritt er zum Kämpfen und Siegen an. Unschätzbar ist, was er verrichtet! Er schafft mir Lust über alle Maßen.

Mein Jüngling küßt meine Wangen, er hängt an meinen Lippen. Er umarmt mich, als wollte er mich erdrücken, in seinen Händen liege ich da wie ohne eigenes Leben. All meine Glieder erschauern unter seinen Bissen. Er überschüttet mich mit der lodernden Glut seiner Küsse. Seine Umarmungen sind voll Kraft, sind ohne Zahl; höchste Wonnen schenkt er mir, er, der Geliebte.«

Als sie den Gesang beendet hatte, sprach der König: »Allah hat dieses Weib sehr wollüstig geschaffen, doch glaube ich, daß sie noch unverdorben ist und keinen Mann hat, denn der Neger ist wohl in sie verliebt, wird aber von ihr zurückgewiesen.«

Omar antwortete: »Du hast wahr gesprochen, Herr. Ihr Mann ist abwesend seit einem Jahre. Viele wollten sie verführen, aber sie gab sich nicht hin.«

Der König fragte: »Wer ist ihr Mann?«

Sie antworteten: »Der Sohn des Veziers deines Vaters.«

»Ich habe von ihrer Tugend gehört.«

»Das ist diese Frau.«

»Ich muß sie haben«, sagte der König. Dann fragte er Omar, welche von den Frauen seine Geliebte wäre. Er antwortete: »Ich sehe sie nicht.« Darauf sagte der König: »Gedulde dich, ich werde sie dir schon zeigen.«

Omar war sehr erstaunt. Dann fragte der König: »Der dort ist also der Neger Dorerame?«

»Er ist mein Sklave«, sagte der Vezier.

Während dieser Zeit sagte der Neger zu der schönen Frau: »Ich habe deine Lügen nun satt, Vollmond der Vollmonde.« Dabei wollte er sie mit Gewalt an sich ziehen, sie aber schlug ihm ins Gesicht.

Der König kochte vor Zorn, bezwang sich aber. Da hörte man die Frau zu dem Neger sagen: »Du betrügst deinen Herrn, den Vezier, mit seiner Frau, jetzt aber willst du auch diese betrügen, trotz aller Gunst, die sie dir gewährt hat.«

Der König sprach zu dem Vezier: »Höre zu, aber schweige!«

Da begann die Frau wieder Verse zu sagen: »Hört mich, ihr Männer, was ich euch raten will: Der Frauen Verlangen nach Lust steht deutlich in ihren Augen, Glaubt darum nicht einmal einer Sultanstochter, was sie verspricht. Groß ist die Bosheit der Frauen, kein König kann sie besiegen. Mann, nimm vor der Frauen Liebe dich in acht. Sage nicht: ‚Diese ist es, die ich liebe.' Sage nicht: ‚Sie ist meine Lebensgefährtin.' So lange sie in deinen Armen liegt, dauert ihre Liebe. Nicht länger. Das ist eine ewige Wahrheit. Hinterher sieht sie in dir ihren grimmigsten Feind. Den Sklaven des Mannes gibt die Frau sich hin. Die Diener des Hauses stillen ihre Lust an ihr. Wer wollte ein solches Betragen loben? Aber schwach und leicht zu stören ist die Tugend der Frau. Man achte den Mann, den seine Frau betrog. Drum vertraue nie einen Tag lang auf eine Frau.«

Der Vezier fing zu weinen an, doch gebot der König ihm zu schweigen.

Darauf antwortete der Neger in folgenden Versen: »Wir Neger, wir kennen uns gut mit den Weibern aus, wir fürchten ihre listigen Ausflüchte nicht. Ihr Weiber drängt euch ja alle zu dem, was nur wir haben. In der Lust, die wir schaffen, liegt euer Leben, euer Tod. Seid ihr im Zorn: ein Mittel gibt es nur, Euch leicht wieder zu versöhnen. Das wißt ihr! Euer Sinnen und Trachten dreht sich ganz allein nur um das Eine!«

Bei diesen Worten stürzte sich der Neger auf die Frau. Sie stieß ihn mit aller Gewalt zurück. Der König und seine Gefährten zogen die Säbel und drangen in den Saal ein; man sah nur noch hochgeschwungene Klingen. Einer der Neger wollte sich auf den König stürzen, aber der Polizeimeister hieb ihm den Kopf ab.

»Allah segne dich!« rief der König aus, »dein Arm ist nicht verdorrt. Du hast deine Feinde vernichtet und sollst das Paradies als Wohnung und Aufenthalt erhalten.« Dann gab es ein wildes Ringen, bei dem zwei Neger getötet wurden, endlich siegte der König und seine Gefährten. Den fünf Negern wurden die Hände auf den Rücken gebunden.

Nun fragte der König die schöne Frau, wer sie wäre, wer der Neger sei.

Sie antwortete, was der König schon von Omar wußte. Dann fragte der König nach den anderen Frauen und er erfuhr, daß sie alle Gemahlinnen hoher Würdenträger wären. Auch die Jungfrauen waren aus guten Häusern. Alle waren von einer alten Frau, der Kupplerin des Negers, in das Haus gebracht worden.

Sie sagte: »Er hat keine andere Leidenschaft als Weiber und Wein.«

Der König fragte: »Woher hat er das Geld zu solch einem Leben?«

Die Frau gab zu verstehen, daß die Frau des Großveziers ihm viel Geld gäbe.

Der König antwortete: »Ich glaube dir. Berichte mir alles, was dich betrifft.«

Sie sagte: »Ich bin unberührt. Ich hätte mich dem Neger niemals hingegeben.«

Sie hatte längst verstanden, daß der König sie liebte.

Nun fragte der König, ob der Neger auch Frauen aus seinem Harem besessen hätte, was sie verneinte.

Nach langem Hin- und Herreden über all diese Dinge, sagte der König plötzlich: »Dir allein sei verziehen!« Dann befahl er ihr, sein Geheimnis gut zu bewahren und wollte aufbrechen. Da drängten sich alle Frauen und Jungfrauen an sie und bestürmten sie, sie sollte beim König um Gnade für sie bitten, denn sie hatten wohl verstanden, daß sie alle sterben sollten. Dann erbat sich die schöne Frau als Mitgift das Leben der anderen, was der König auch gewährte.

Dann aber ließ er die Neger alle köpfen, den Dorerame aber ließ er furchtbar martern und verstümmeln. Zum Schluß ließ er ihn an einem Galgen aufhängen.

Dann kehrte er in seinen Palast zurück, wohin am nächsten Tage auch die schöne Frau geholt wurde. Er ließ sie bei sich wohnen und fand in ihr die Herrlichste der Herrlichen.

Dann ließ der König die entführte Frau zu Omar zurückbringen und machte ihn zu seinem Vertrauten. Er wies den Vezier an, seine lasterhafte Frau zu verstoßen. Seinen Gefährten der bemerkenswerten Nacht gab er hohe Belohnungen aus dem Vermögen des Negers, das er einziehen ließ. Den Sohn des Veziers ließ er ins Gefängnis werfen. Auch die alte Kupplerin wurde entdeckt und mit dem Tode bestraft. Auch alle anderen Frauen, welche dieses schmähliche Gewerbe betrieben hatten, ließ er töten.

So wurde im Lande die Kuppelei durchaus ausgerottet.

Die Frauen und Jungfrauen aber ließ er in ihre Familien zurückbringen, daß sie in Allahs Namen bereuten.

Aus dieser Geschichte kann man sehen, wie groß die List und Tücke der Frauen ist und in welche Gefahren sich ein Mann begibt, wenn er sich verliebt.

Drittes Kapitel

Über die verächtlichen Männer

Laß dir sagen, mein Vezier (Allah sei dir gnädig!), verächtlich in den Augen der Frau ist der Mann, der unsauber, von ungefälligem Äußern und unfähig zur Liebe ist.

Begegnet ein solcher Mann einer Frau, so behandelt sie ihn nicht gut, nicht so, daß er Liebe zu ihr verspürt. Muß sie sich ihm ergeben, so wird sie sich so dabei verhalten, daß er keine Lust haben kann.

Auch der ist zu verachten, der falsch in seinen Worten ist, der ein Versprechen nicht hält, der immerzu lügt und seiner Frau all sein Tun verhehlt, nur seine Ehebrüche nicht.

Ein solcher Mann hat den Frauen nichts zu bieten und findet deshalb bei ihnen keine Achtung.

Man weiß von einem Mann namens Abbes, der mit seiner sehr beleibten Frau nicht in Liebe leben konnte. Sie beklagte sich darüber bei all ihren Freundinnen. Die Frau war reich, Abbes dagegen arm, und die Frau dachte nicht daran, jemals einen seiner Wünsche zu erfüllen.

Eines Tages besuchte er einen Weisen, um ihm sein Leid zu klagen.

Der antwortete: »All dein Unglück liegt darin, daß deine Frau bei dir nicht gefunden hat, was sie zu finden hoffte. Ich werde dir aus der Verlegenheit helfen.«

Abbes richtete sich ganz nach den Vorschriften des Weisen, und er sah zu seiner Freude, daß die Mittel, die er angewandt hatte, wirklich Erfolg hatten. Er war bald in der Lage, seine Gattin vollauf zufriedenzustellen, ja, sie verspürte in seinen Umarmungen bald Freuden, von denen sie bis dahin nicht einmal geträumt hatte. Sie war darüber so glücklich, daß sie ihrem Mann ihre ganze Habe schenkte.

Viertes Kapitel

Über die verächtlichen Frauen

Laß dir sagen, mein Vezier (Allah sei dir barmherzig!), auch unter den Frauen verdienen die einen Lob, die anderen Tadel.

Eine häßliche und schwatzhafte Frau verdient die Verachtung des Mannes, sie hat krauses Haar, eine hervortretende Stirn, kleine Augen, blasse Lippen, einen zu großen Mund und schlaffe Wangen. Ihre Zahnreihen haben Lücken, ihre Backenknochen sind bläulich, auch wachsen ihr Haare am Kann. Ihr Kopf sitzt auf einem dünnen Halse, der alle Sehnen sehen läßt, ihre Schultern sind schmal, ihre Brust ist eng, ihr Busen fällt häßlich wie ein leerer Sack herab, ihr Bauch ist wie ein geleerter Schlauch, der Nabel tritt wie ein Steinhaufen hervor, die Rippen heben sich wie Bogen aus der Haut hervor, man kann die einzelnen Glieder ihrer Wirbelsäule zählen, ihr Hinterteil ist fleischlos, ihre heimlichen Teile sind unbehaart und unförmig und dünsten einen üblen Geruch aus wie Aas.

Eine solche Frau hat dicke Knie, große Füße und Hände und abgezehrte Beine.

Eine Frau mit solchen Fehlern kann weder ihrem Gemahl noch einem anderen, dem sie etwa ihre Gunst schenkt, viel Freude bereiten.

Eine solche Frau wirkt vielmehr abkühlend auf den Mann. Neben ihr hat er keine anderen Gefühle, als wenn er neben einem Lasttier ginge. Vor einer Frau von derart abscheulichem Aussehen möge uns Allah bewahren.

Auch eine Frau, die viel und laut lacht, verdient Verachtung. Ein alter Weiser schreibt: »Siehst du, daß eine Frau viel lacht und Spiele und Scherze liebt, siehst du sie oft zu ihren Nachbarn gehen, ihren Mann durch ewiges Klagen ermüden, sich mit anderen Weibern gegen ihn verschwören, sich wichtig machen, erfährst du, daß sie Geschenke annimmt, so kannst du sagen, daß sie eine Hure ohne Scham ist.«

Auch die Frau erntet Verachtung, die von verdrießlichem, mürrischem Wesen und weitschweifig in ihren Worten ist, leichtfertig in ihren Beziehungen zu Männern, klatschsüchtig, vorlaut, eine Plaudertasche, welche die Geheimnisse ihres Mannes nicht zu bewahren weiß oder einen bösartigen Charakter besitzt. Wenn eine solche Frau etwas sagt, ist es eine Lüge, kein Versprechen, das sie gibt, wird sie halten, den, der ihr vertraut, wird sie verraten. Sie ist ausschweifend, diebisch, zänkisch und grob, auch jähzornig. Sie ist außerstande, einen guten Rat zu erteilen, sie beschäftigt sich stets mit den Angelegenheiten fremder Leute, die sie nichts angehen. Immer sinnt sie darauf, was andere wohl Böses tun könnten, stets wartet sie auf neue Torheiten. Sie liebt die Ruhe und flieht die Arbeit, im Verkehr mit den Gläubigen, selbst mit ihrem Manne bedient sie sich unanständiger Worte, auch Schmähungen anderer verbreitet sie gern, sie duftet übel aus dem Munde und dieser Geruch steckt geradezu an; er begleitet uns noch, wenn wir sie auch schon längst verlassen haben.

Nicht minder verächtlich ist die Schwätzerin ohne Sinn und Verstand, ebenso die Scheinheilige. Eine solche Frau meidet das Gute zu tun, von dem sie ewig spricht. Sie verweigert sich auch ihrem Manne, wenn er die ehelichen Pflichten erfüllen möchte. Sie hilft ihrem Mann nicht in seinen Geschäften, sondern belästigt ihn mit beständigen Klagen und Tränen.

Sieht eine Frau dieser Art ihren Mann aufgeregt oder traurig, so geht sie keineswegs auf seine betrübte Stimmung ein, sondern sie wird noch viel fröhlicher, als es sonst ihre Art ist. Aber sie ist dabei ganz für sich, statt durch Liebkosungen die schlechte Laune ihres Mannes zu verscheuchen. Für sich und andere ist sie freigebig, nur nicht für ihren Mann, den sie in jeder Weise knapp hält. Sie schmückt sich nicht für ihn, sie sucht ihm nicht zu gefallen. Sie ist vielmehr unreinlich und läßt ihren Mann alles sehen, was ihm mißfallen muß. Sie hat stets unsaubere Dinge und Sachen um sich herum und gefällt sich in unsauberen Gewohnheiten. Mit einem Wort, sie gebraucht nie Atsmet oder Sonat.

Wer eine solche Frau heiratet, hat kein Glück von ihr zu erwarten! Vor einer solchen Frau soll uns Allah in Gnaden bewahren!

Fünftes Kapitel

Über den Geschlechtsakt

Laß dir sagen, mein Vezier (Allah sei dir gnädig!), man soll sich den Frauen nur mit einem Magen nähern, der frei von Speisen und Getränken ist. Nur dann ist der Beischlaf ungefährlich; ist der Magen aber überladen, so kann allerlei Schlimmes daraus entstehen, ein Anfall von Schlagfluß und Gicht z. B., auch kann eine Harnzurückhaltung und eine Schwächung des Gesichtes die Folge sein.

Man soll also seinen Magen vorher von allem Überfluß erleichtern; nur dann ist man vor Erkrankungen sicher.

Man soll auch den Akt nicht ausüben, ohne vorher die Frau durch allerlei Scherze, Küsse, Umarmungen, Saugen und Beißen in die verschiedensten Glieder gereizt zu haben. Sei verschwenderisch mit deinen Küssen und Neckereien. Beiße sie in ihre Arme, vernachlässige keine Stelle ihres Körpers, schmiege dich fest an sie und zerdrücke sie in deinen Armen, denn der Dichter sagt:

»Meine rechte Hand war das Kissen unter ihrem Halse, Meine Linke habe ich ausgestreckt und habe sie gestützt mit ihr, Gestützt, als ruhe sie auf einem Bett. Dann habe ich sie nahe zu mir herangezogen.«

Bist du bei einer Frau und siehst du, daß sie schmachtende Augen macht, daß sie tief seufzt, dann ist der Augenblick günstig, ihr könnt euch in Liebe vereinen und werdet höchste Lust finden.

Ergreifst du die Stunde, so wird die Frau dich lange lieben, denn es steht geschrieben:

»Sobald du hörst, daß eine Frau seufzt, wenn du siehst, daß ihre Lippen sich röten, ihre Augen zu schmachten beginnen, wenn ihr Mund sich halb öffnet, wenn ihre Glieder sich lässig lösen, wenn du sie schläfrig findest, wenn ihr Gang schwankend wird, wenn sie zu gähnen beginnt, dann sei sicher, daß sie verliebt ist und nach einer Umarmung verlangt...«

Ein anderer Weiser sagt:

»Die Frau gleicht einer Frucht, deren Duft man erst spürt, wenn man sie mit der Hand reibt. Erwärmst du z. B. das Basiliskenkraut nicht mit deinen Fingern, so wirst du seinen Duft nicht merken. Ambra duftet erst, wenn es erhitzt wird; das weißt du. Gerade so ist es mit der Frau: wenn du zum Liebesakt schreiten willst, mußt du ihr erst mit allen Vorbereitungen der Liebeskunst, mit Küssen, Umarmungen, Bissen das Herz erwärmen. Versäumst du das, so wird dir kein volles Liebesglück zuteil und alle Vorzüge der Geliebten werden dir verborgen bleiben ...«

Man erzählt sich, daß eine Frau gefragt wurde, was am meisten geeignet wäre, die Lust im Herzen der Frau zu entfachen.

Sie antwortete: »Die Scherze und Liebesspiele, die vorausgehen. Glaube mir, die Küsse, das Saugen der Lippen, die Umarmungen und Liebkosungen sind es, welche der Zuneigung Dauer verleihen.«

Nur so erblüht die wahre Liebe. Findet die Vereinigung nicht in dieser Weise statt, so wird die Frau zu keiner vollständigen Befriedigung gelangen. Wisse, daß die Frau nur dann liebt, wenn sie alle Wonnen empfindet; einem solchen Geliebten, der dies zustandebringt, wird sie aber die glühendste Liebe entgegenbringen, selbst wenn er ein unangenehmes Äußeres hätte.

Und ein Gelehrter, der sich mit all diesen Dingen als mit einer großen und wichtigen Wissenschaft beschäftigt hat, berichtet folgende Geständnisse, die er aus dem Munde einer Frau erhalten hat.

Sie hat geraten:

»Ihr Männer, die ihr Liebe und Glück bei den Frauen sucht, die ihr wollt, daß die Zuneigung der Frau von Bestand sei, gebt euch Mühe, mit der Frau vor dem Akt recht innig zu scherzen. Bereitet sie auf den Genuß vor und versäumt nichts, das Ziel zu erreichen.

Gebt euch also ganz ihr und ihren Wünschen hin, löst euch ganz von den Dingen dieser Welt los. Dann achtet wohl auf ihre Augen und lest in ihnen, wann es Zeit ist, weiterzugehen. Habt ihr aber das Glück genossen, so reißt euch nicht schnell aus den Armen der Frau, löst euch vielmehr sanft von ihr los und bleibt noch eine Weile Seite an Seite neben ihr liegen.«

Das sind kluge Ratschläge, die niemand außer acht lassen darf.

Sechstes Kapitel

Über den Akt und seine Formen

Wisse, mein Vezier (Allah sei dir barmherzig!), wenn du in der Liebesumarmung volles Glück finden willst, so mußt du darauf bedacht sein, daß beide Teile beglückt und befriedigt werden. Du mußt mit ihr scherzen und kosen, bis du in ihren Augen lesen kannst, daß der Augenblick der Liebesbereitschaft gekommen ist, wie ich es im vorigen Abschnitt beschrieben habe.

Merkst du also, daß die Lippen der Frau beben, ihre Augen schmachten und ihren Atem tiefer und rascher werden, dann sehnt sie sich nach deiner Liebe.

Ist die Liebesumarmung zu Ende und willst du dich von der Frau lösen, so entferne dich nicht plötzlich, sondern sanft und behutsam. Hat sie empfangen, dann wird sie, wenn es Allah gefällt, einen Knaben gebären.

Weise Männer haben gesagt: »Wer seine Hand auf die Scham einer schwangeren Frau legt, soll sprechen: »Im Namen Allahs! Ich bitte dich, aus dieser Empfängnis im Namen des Propheten einen Knaben hervorgehen zu lassen!« Dann wird durch Allahs Güte die Frau einen Knaben gebären.

Man soll streng vermeiden, unmittelbar nach dem Akt Regenwasser zu trinken, denn das schwächt die Nieren.

Wer den Beischlaf wiederholen will, soll Wohlgerüche anwenden; das macht ihm die Frau gewogen und sichert den Erfolg.

Sehr soll man sich hüten, den Akt in der Art zu vollziehen, daß die Frau oben liegt, denn wenn von der Scheidenflüssigkeit nur ein Tropfen in die Rute dringt, so sind Harnröhrenentzündungen zu befürchten.

Nach dem Akt ist jede anstrengende Arbeit zu vermeiden, die

auf die Gesundheit nachteilig einwirken könnte. Man soll sich vielmehr eine Weile der Ruhe hingeben. Auch soll die Waschung erst dann erfolgen, wenn vollständige Ruhe eingetreten ist, aber man soll überhaupt bei den Waschungen große Vorsicht anwenden, da auch sie viele Erkrankungen hervorrufen können.

Es gibt viele Arten, mit den Frauen zu verkehren; wir wollen jetzt diese betrachten.

Allah hat gesagt: »Die Frauen sind euer Feld. Geht auf euer Feld, wie es euch beliebt.«

Je nach eurem Belieben könnt ihr also Stellungen wählen. Bedingung ist nur, daß die Begattung an dem von der Natur dazu bestimmten Orte erfolge.

Erstes Verfahren: Die Frau liege auf der ebenen Erde und hebe die Schenkel in die Höhe. Du legst dich alsdann zwischen ihre Beine und vollziehst den Akt. Wenn du dich dabei mit deinen Zehen auf den Boden wippend erhebst, kannst du eine taktmäßige Bewegung dazu machen.

Diese Stellung ist einem kräftigen Mann anzuraten.

Zweites Verfahren: Wenn ein Mann schwach gebaut ist, lege er die Frau ausgestreckt auf den Rücken, hebe ihre Beine, bis sie in die Höhe der Ohren kommen. Bei dieser Stellung quillt ihre Schamgegend hervor und nähert sich ihm.

Drittes Verfahren: Man lege die Frau auf die Erde und stelle sich zwischen ihre Schenkel, lege alsbald eines ihrer Beine auf eine Schulter, nehme das andere unter einen Arm und vollziehe dann den Akt.

Viertes Verfahren: Lege die Frau auf das Lager und ihre Beine auf deine Schultern; ihre heimlichen Teile sollen aber nicht den Boden berühren.

Fünftes Verfahren: Die Frau lege sich auf eine Seite, der Mann ebenfalls und vollziehe dann den Akt. Doch begünstigt der auf diese Art ausgeführte Beischlaf Rheumatismus und Rückenschmerzen.

Sechstes Verfahren: Die Frau kauere sich auf Knien und Ellbogen, als wollte sie ein Gebet verrichten. Dann springt die Scham zurück und es kostet einige Mühe, sie zu erobern.

Siebentes Verfahren: Die Frau liegt auf der Seite, der Mann legt sich zwischen ihre Schenkel und kauert auf seinen Füßen. Dann legt er eines ihrer Beine auf eine seiner Schultern, während sich das andere gegen seine Schenkel lehnt. Beim Akt soll sie dann mit Händen und Armen eng umschlungen und an die Brust des Mannes gezogen werden.

Achtes Verfahren: Die Frau soll auf dem Rücken liegen und ihre Beine übereinanderkreuzen. Der Mann setze sich in Reitstellung auf ihre Knie, so daß ihre Beine zwischen seinen Schenkeln sind.

Neuntes Verfahren: Das Gesicht – oder nach Geschmack auch der Rücken – der Frau sei durch eine kleine Erhöhung des Fußbodens gestützt, während die Füße auf der Erde ruhen und ihr Hinterteil hervorspringt. Ihre Scham liegt dann jedem Angriff frei.

Zehntes Verfahren: Die Frau lege sich nahe an einen erhöhten Diwan, dessen Holz sie ergreifen kann; der Mann nähert sich ihr von den Füßen her, hebt ihre Beine bis zur Höhe seines Nabels, wobei die Frau den Mann mit ihren Beinen drückt. Dann beginnt der Mann den Akt und ergreift selbst das Holz des Diwans; bei dieser Art zu verkehren, müssen die Bewegungen der beiden Partner genau im Takt zusammentreffen.

Elftes Verfahren: Die Frau liege auf dem Rücken, den Hintern auf ein Kissen stützend. Der Mann stellt sich zwischen ihre Schenkel und vollzieht den Akt, indem er darauf bedacht ist, seine rechte Fußsohle gegen ihre linke Fußsohle zu drücken.

Es gibt noch andere Verfahren als die hier beschriebenen, die z. B. bei den indischen Völkern gebräuchlich sind. Diese Völker haben aus der Liebe eine Kunst gemacht und sind viel weiter vorgedrungen als wir in den alten Ländern des rechten Glaubens[1]).

---

1) Man vergleiche hier die entsprechenden Kapitel im Kamasutram und Anangaranga. Im arabischen Original folgen hier Ausführungen über die Praxis des Aktes zwischen

Welches dieser Verfahren aber auch angewandt werden mag, es ist stets das eine zu bedenken, daß es ohne den Kuß und seine richtige Ausnützung niemals zu einer wahren Freude und Befriedigung kommen kann. Der beste Kuß ist der, welcher auf die feuchten Lippen gedrückt wird, begleitet von Saugen an Lippe und Zunge, bei dem besonders aus der Zunge ein süßer und frischer Speichel austritt. Der Mann kann bei der Frau das Hervortreten dieses Speichels durch ein leichtes Beißen hervorrufen. Dieser Speichel, der angenehmer als mit Wasser verdünnter Honig schmeckt, wird sich mit dem übrigen Speichel im Munde nicht vermischen. Wendet der Mann diese kleine List an, so bewirkt sie bei ihm ein Erbeben, sein Leib wird mehr erschauern, als hätte er im Übermaß köstlichen Wein getrunken.

Ein Dichter hat gesungen:

»Ich trank ihre Küsse von ihrem Munde
Durstig wie das herrlich geschmückte Kamel am Wasser.
Ihre Umarmung und ihres Mundes Frische
Lassen mich vor Sehnsucht bis ins Mark erschauern.«

Der Kuß soll wohllautend sein.

Das Geräusch des Kusses, ein leichtes und langanhaltendes Geräusch, entsteht zwischen der schlüpfrig gewordenen Zunge und dem Gaumen. Es rührt von der Bewegung der Zunge im Munde her und gleichzeitig von den Bewegungen des hervorquellenden Speichels.

Der auf die äußeren Lippen gegebene Kuß, der ein lautes Geräusch hervorruft wie der Laut, mit dem man die Katzen ruft, bereitet keinen Genuß. Er eignet sich nur, um Kindern und hohen Personen die Hand zu küssen.

Von solchen Küssen habe ich hier nicht gesprochen, sondern nur von jenen, von denen das Sprichwort sagt: »Ein rechter Kuß

---

zu fetten und zu mageren Personen, auch über den Verkehr Verwachsener oder Kranker; diese Teile, die endlose Wiederholungen bereits vielfach angegebener Stellungen bringen, sind hier als für den europäischen Geschmack kaum lesbar, fortgelassen.

ist mehr wert als ein voreiliger Beischlaf.«

Ich habe darüber diese Verse geschrieben: »Du hast mich auf die Hand geküßt.

Aber es ist mein Mund, auf den du deine Küsse drücken sollst! o Frau, die ich anbete! Einen schönen Kuß hast du mir gegeben, Doch ist er verloren,

Denn niemals vermag die Hand des Kusses Wert zu schätzen.« Und ein alter arabischer Dichter singt:

»Kein Heilmittel findet das liebeskranke Herz, Nicht in den Zauberkünsten, nicht in Amuletten, Nicht in der Umarmung ohne Kuß, Nicht im Kuß ohne Umarmung.« Man muß mich aber wohl verstehen: ich meine, daß Küsse, wenn es nur beim Küssen bleibt, keinen Sinn haben. Sie sollen den eigentlichen Akt nur begleiten und ihn steigern.

Man erzählt sich, daß einst eine Frau vor dem Statthalter ihrer Provinz ihren Vetter und Gemahl beschuldigte, er wäre impotent, er verkehre nicht mit ihr, ja er nähere sich ihr nicht einmal.

Der Vater stand ihr in diesem Prozeß bei. Da beschimpften ihn seine Nachbarn und Freunde und riefen ihm zu: »Schämst du dich denn nicht, für deine Tochter den Beischlaf zu beanspruchen?« Er aber antwortete: »Ich will, daß sie Kinder hat.

Verliert sie die Kinder, so wird Allah Rechenschaft von ihr verlangen, behält sie die Kinder aber, so werden sie ihr nützlich sein.«

Dahama – so hieß die Frau – brachte beim Statthalter ihre Beschwerde mit folgenden Worten vor:

»Dieser, mein Mann, hat mich bis jetzt unberührt gelassen.« Der Statthalter wandte ein: »Das beruht wohl auf Mangel an gutem Willen auf deiner Seite.«

Sie sagte: »Im Gegenteil. Ich breite mich vor ihm aus, aber er geht an mir vorüber.«

Der Gatte rief aus: »Emir, sie lügt! Ich muß stets mit ihr kämpfen, wenn ich sie einmal besitzen will.«

Darauf sprach der Emir sein Urteil: »Ich gebe dir eine Frist von einem Jahre, in dem du beweisen kannst, daß du ein Mann bist.«

Der Mann – Adjadje war sein Name – zog sich zurück und sprach diese Verse:

»Dahama und ihr stolzer Vater dachten, der Emir würde eine Entscheidung treffen Über mein Unvermögen. Sagt an: ist nicht das Roß manchmal faul und ist doch ein großes, starkes Tier?«

Nach einiger Zeit schickte er sich an – er kam gerade von einer Reise zurück – seine Frau kraftvoll in seine Arme zu schließen, sie zu liebkosen und sie auf den Mund zu küssen. Doch war das alles, was ihm gelang; weitere, bessere Beweise seiner Manneskraft konnte er nicht geben.

Da sagte Dahama zu ihm: »Laß ab von den Liebkosungen und Umarmungen. Sie sind nicht genug zur Liebe. Ich trage nach anderen Freuden Verlangen.« Und sie sagte folgende Verse:

Such' mich nicht länger hinzuhalten mit vielen Küssen und fruchtlosen Umarmungen; Du vermagst meine Gluten nicht zu stillen. Das vermag nur jemand, der ganz ein Mann ist.« Da führte der Mann sie zu seiner Familie und verstieß sie in derselben Nacht, um seine Schande zu verbergen. Ein Dichter schrieb damals diese Verse:

»Was nützen der Frau solche Liebkosungen, was helfen ihr Gewänder und Schmuck, wenn ihr versagt ist, in der Umarmung der Liebe vollste Erfüllung zu finden?« Daraus ist zu erkennen, daß für die Mehrzahl der Frauen die vollste Befriedigung nicht nur in Umarmungen und Küssen liegen kann.

Sie liegt vielmehr in jenem Körperteil, den man allgemein kennt; je kräftiger dieser ist, um so höher schätzen sie den Mann, mag auch sein Äußeres wenig schön, mögen seine Umgangsformen wenig angenehm sein. Darüber gibt es folgende Geschichte:

Eines Tages begab sich Moussa ben Mesab zu einer Frau, die eine vorzügliche Sängerin als Sklavin besaß, um ihr vorzuschlagen, sie ihm zu verkaufen. Diese Frau war von großer Schönheit und hatte zu all ihren Reizen auch noch ein schönes Vermögen. Zu gleicher Zeit lebte im Hause ein junger Mann, der nichts weniger als schön, sondern im Gegenteil geradezu häßlich und schlecht gebaut war; er erteilte aber alle Befehle.

Der Besucher fragte, wer dieser wäre und erhielt die Antwort: »Mein Mann, für den ich mich aufopfern würde.«

Er sagte: »Dann bist du zu einer harten Sklaverei verdammt. Ich bedaure dich! Wir gehören Gott und kehren zu ihm zurück, aber welch ein außergewöhnliches Unglück ist es, daß eine Frau von deiner Schönheit in ihrer irdischen Zeit einem so häßlichen Mann bestimmt sein kann.«

»Du weißt nicht, was er mir des Nachts tut«, sagte sie.

Darauf verstand der Gast und antwortete: »Allah erhalte ihn dir!«

Man erzählt auch, daß der Dichter Farazdak eines Tages einer Frau begegnete und daß er ihr einen glühenden Liebesblick zuwarf.

Sie fuhr ihn an: »Sollte ich für ewig auf einen Mann verzichten müssen, so würde ich gerade dich nicht nehmen, denn du bist sehr häßlich von. Gestalt und Gesicht, und das, was deine Kleider verbergen, wird auch nicht viel wert sein.«

Er sagte: »Du könntest mich ja auf die Probe stellen.«

Das tat die Frau dann auch und mußte eingestehen, daß sie nie vorher ein solches Liebesglück gefunden hatte wie mit diesem Manne, den die Natur ganz besonders verschwenderisch ausgestattet hatte.

Darum befolge ein jeder meine Lehre: die Liebkosungen und Küsse sind durch jene anderen Handlungen zu krönen, welche erst das vollkommene Glück der Frauen wie der Männer ausmachen.

Siebentes Kapitel

Was beim Zeugungsakt schädlich ist

Wisse, mein Vezier (Allah sei dir barmherzig!), es gibt viele üble Folgen des Beischlafs; einige davon will ich aufzählen, damit sie vermieden werden können.

Der Akt in stehender Stellung schädigt die Kniegelenke und ist Ursache von einem nervösen Zittern des ganzen Körpers. Der auf einer Seite liegend ausgeübte Beischlaf verursacht Hüftweh in den Gelenken der Schenkel.

Nie soll der Akt nüchtern oder unmittelbar nach dem Essen ausgeübt werden; sonst stellen sich Rückenschmerzen ein, Kraftverlust und Einbuße an der Sehschärfe wären die unausbleibliche Folge.

Von den Gefahren des Eindringens der Scheidenflüssigkeit in die Rute ist schon gesprochen worden.

Ist der Akt vorüber, soll das Glied nicht mehr lange in der Scheide bleiben. Daraus können viele Krankheiten entstehen: Blasengries oder Erweichung des Rückenmarkes, auch ein Bruch der Gefäße ist ebenso zu befürchten wie eine schlimme Lungenentzündung.

Es ist auch schädlich, unmittelbar nach dem Akt zuviel Bewegung zu machen.

Auch soll nach dem Akt das Glied nicht sofort gewaschen werden, denn das begünstigt die Bildung von Geschwüren.

Der Beischlaf mit einer alten Frau ist, wie das Sprichwort sagt, ein tödliches Gift. Es heißt nicht umsonst: »Hab' keinen Verkehr mit alten Weibern, selbst wenn sie dich mit Gunst überschütten wollen.« Auch sagte man: »Die Liebe mit alten Frauen ist wie vergiftetes Brot.«

Wer mit einer jüngeren Frau verkehrt, gewinnt sich neue Kraft, ist sie von gleichem Alter, so ist kein Nutzen dabei, der Verkehr mit einer älteren Frau dagegen entzieht dem Manne die beste Kraft.

Das sagen deutlich die folgenden Verse: »Hüte dich wohl vor den Umarmungen eines alten Weibes, Denn in ihrem Busen sind alle Gifte der Schlangen beisammen.«

Dann sagt auch noch ein Sprichwort: »Beschlafe nicht ein altes Weib, auch wenn sie dir Kuchen statt Brot geben wollte.«

Ein übertriebener Beischlaf ist der Gesundheit schädlich, weil der Körper dabei zuviel Samen einbüßt. Wie die aus dem Rahm hergestellte Butter das beste der Milch ist, so ist der Same das feinste Produkt der Nahrung. Wie man die Milch schlecht macht, wenn man ihr den Rahm nimmt, so schädigt man den Körper, dem man diesen Stoff im Übermaß entzieht. Auf der anderen Seite hängt das körperliche Wohlbefinden, aber auch der Zustand des Samens, seine Güte und Vortrefflichkeit von der eingenommenen Nahrung ab. Will jemand den Akt oft ausüben, ohne zu große Erschöpfung und Ermüdung zu spüren, so muß er sich vorzugsweise mit kräftiger Nahrung nähren, mit guten Konfitüren, mit aromatischen Pflanzen, mit Fleisch, Honig, Eiern und ähnlichen Dingen. Wer sich so ernährt, wird den schädlichen Folgen eines zu häufigen Aktes leicht entgehen.

Solche Folgen sind:

Verlust der männlichen Kraft und Zeugungsfähigkeit.

Schwächung des Augenlichts. Wenn er der Blindheit entgeht, wird er sicher, befolgt er meine Ratschläge, nicht viel von Augenübeln geplagt.

Verlust der Kräfte, so daß es ihm wie dem ergeht, der fliehen wollte und nicht konnte, wie dem, der verfolgt und den Fliehenden nicht erreicht, oder wie dem, der beim Tragen einer Last oder beim Arbeiten leicht ermattet.

Wer sich vom Drängen nach Verkehr befreien will, mache vom Kampfer Gebrauch. Ein wenig von dieser Droge in Wasser eingeweicht, macht den, der regelmäßig davon nimmt, unempfindlich und unfähig für die Freuden der Liebe.

Wenn Frauen große Eifersucht gegen eine Nebenbuhlerin verspüren, so wenden sie dieses Mittel an, auch dann, wenn sie sich nach großen Ausschweifungen eine Weile erholen wollen. Sie suchen sich dann etwas von dem Kampfer zu verschaffen, der bei der Bestattung der Toten übriggeblieben ist und geben dafür viel Geld aus, indem sie sich von den alten Weibern, die sich mit diesem Gewerbe befassen, solchen Kampfer geben lassen. Auch der Henna-Blume bedienen sie sich zu demselben Zweck. Man läßt diese Blume im Wasser aufweichen, bis sie gelb wird. Dann kann man ein Getränk damit herstellen, dessen Wirkung dem Kampfer gleicht.

Gewisse Dinge wirken durch zu häufigen, ständigen Gebrauch schädlich und schwächen die Gesundheit. Dahin gehören: allzulange Ruhe nach einer Ausschweifung, lange Reisen bei unguter Jahreszeit, die den Körper schwächen und Erkrankungen des Rückenmarks hervorrufen können. Besonders schädlich sind in dieser Beziehung Reisen in kalten Ländern. Auch zu häufige Berührungen mit Gegenständen, die Kälte und Feuchtigkeit hervorrufen, wie Gips z. B., sind schädlich und zu vermeiden.

Wer schwer uriniert, kann sich durch den Akt schwere Krankheiten zuziehen.

Es schwächt, wenn man zu häufig saure Speisen ißt.

Nach dem Erguß darf das Glied nicht lange in der Scheide bleiben, sonst wird es geschwächt und untüchtig zum Geschäft der Liebe.

Man darf wohl mehrmals mit einer Frau den Akt ausüben, wenn man dazu fähig ist und bei der Wiederholung noch Lust empfindet, aber man soll sich hüten, bis zur Sättigung zu verfahren. Ein Sprichwort sagt: »Man soll einen solchen Verkehr nur zur Befriedigung der eigenen Lust ausüben, niemals aber um fremde Lüste und Begierden bis zur Neige zu stillen. Wer das tut, verfällt leicht in Schande und verliert zudem die Lust an jeder Art von

Verkehr.«

Als nachteilig sind auch zu betrachten: der Akt im Bad oder unmittelbar nach dem Bade, auch der Beischlaf nach einem Aderlaß oder Gebrauch eines Abführmittels. Auch nach einer starken Trunkenheit ist der Akt nur schädlich. Der Beischlaf mit einer Frau in der Menstruation ist für beide Teile gleich schädlich, da das Blut in diesem Zustande schlecht und die Gebärmutter kalt ist, aber auch dem Mann kann es schwere Krankheit bringen, wenn das Menstrualblut auf dem natürlichen Wege in seinen Körper eintritt. Die Frau liebt keinen Beischlaf in diesen Tagen, ja sie empfindet sogar Abscheu davor.

Einige behaupten, daß der Akt im Wasser kein Vergnügen gewähre, was zu glauben ist, wenn man sich sagt, daß das Gefühl der Lust wohl auch mit der Wärme der entsprechenden Körperteile zusammenhängen wird. Im Wasser aber kühlen sich die Körper ab und werden deswegen zum Beischlaf untauglich. Auch ist zu bemerken, daß Wasser, das in die Geschlechtsteile eindringt, schwere Krankheiten hervorrufen kann.

Im Volke sagt man auch, daß es nicht rätlich wäre, das Innere der weiblichen Scham zu betrachten, und man will wissen, daß der Sultan von Damaskus, Hacene ben Tschak, der daran seine Freude gehabt hatte, erblindet wäre, nachdem er sich gerühmt hätte, es gäbe für ihn keinen schöneren Anblick.

Sind Magen und Darm beim Akt überlastet, so können Zerreißungen im Innern des Körpers eintreten. Es ist auch zu vermeiden, bei großer Kälte und zu großer Hitze, auch im Zustande großer Ermüdung zu verkehren.

Es heißt, in warmen Ländern trete, unter anderen Übelständen, die sich nach dem Akt einstellen können, manchmal auch Blindheit, ganz plötzlich, ohne voraufgehende Anzeichen, ein.

Eine Wiederholung des Aktes ohne die Vorsicht einer Waschung ist zu vermeiden, denn man ist sonst in der Gefahr, Kraft für einen Akt einzubüßen, in dem soviel Freude des Lebens liegt.

Auch darauf muß der Mann achten, daß er sich nicht einer

Frau nähert, wenn er im Zustande der gesetzmäßigen Unreinheit ist. Würde sie nach einem solchen Verkehr schwanger, so könnte sie ein ungesundes Kind gebären.

Nach erfolgter Ejakulation ist es nicht geraten, lange bei der Frau zu bleiben; man verliert Kraft dadurch, befördert auch das Grauwerden der Haare.

Will man den Beischlaf nicht verkümmern, so hüte man sich, schwere Lasten lange auf dem Rücken zu tragen, auch gebe man sich nicht zu großen geistigen Anstrengungen hin. Auch soll man nicht gewohnheitsgemäß seidene Kleider tragen, denn dadurch wird die männliche Kraft vermindert. Diese Wirkung geht übrigens sogar von den seidenen Kleidern der Frauen auf den Mann aus.

Zu langes Fasten beruhigt die Liebesbegierden, aber kurze Fastenzeiten regen sie an.

Auch fette Getränke nehmen die beste Kraft, sind also als regelmäßige Nahrung zu vermeiden.

Dieselbe Wirkung hat schal gewordener Schnupftabak, der sein Aroma verloren hat.

Es ist nachteilig, sich die Geschlechtsteile gleich nach dem Akt zu waschen, aber kalte Waschungen sind auch eine Hilfe gegen das Grauwerden der Haare, das dagegen durch Waschungen mit warmem Wasser beschleunigt wird.

Wenn sich ein Mann mit einer hübschen Frau unterhält, so erwacht die Glut in ihm, wie es der Jugend und der Schönheit der Frau entspricht. Als man seine Tochter ihrem Gatten zuführte, gab ein weiser Araber ihr den Rat: »Parfümiere dich mit Wasser!« was besagen soll, daß die Frau stets bedacht sein muß, sich und ihren Körper sauber zu halten, denn das Wasser ist den Wohlgerüchen vorzuziehen, die nicht am Körper haften bleiben.

Einmal warf eine Frau ihrem Manne vor, er wäre kein rechter Mann, da er sich niemals parfümiere. Er antwortete: »Unsaubere! Weißt du nicht, daß die Frau gut duften soll?«

Wer sich den Liebesfreuden im Übermaß hingibt, wird an ihnen jede Freude verlieren. Wenn aber ein Mann Bocksblut mit Honig vermischt und damit das Glied bestreicht, so wird Lust und Kraft zurückkehren.

Auch das Lesen des Korans soll die männliche Kraft erhöhen.

Für einen klugen Mann ist es geraten, die Freuden des Aktes nicht im Übermaß zu genießen. Der Samen ist wie das Wasser des Lebens, das man dem Körper nicht mutwillig entziehen darf.

Die Ärzte haben geraten: »Wer eine starke Konstitution hat, braucht nicht sehr ängstlich beim Genuß der Liebesfreuden zu sein, wer aber von Natur aus schwach ist, soll sparsam mit diesen Vergnügungen sein, wenn er sich nicht ernsten Krankheiten aussetzen will.«

Ein Weiser, El Sakli, hat sich darüber ausgesprochen, wie oft es für den Mann zuträglich sei, den Akt auszuüben. Er ist der Meinung, daß ein sanguinischer Mann nicht öfter als zweimal, höchstens dreimal im Monat zum Beischlaf schreiten soll, der Gallige dagegen höchstens zweimal.

Es ist aber eine erwiesene Tatsache, daß heutzutage die Menschen unersättlich in der Liebe sind und sich maßlos ihren Freuden hingeben, daher in der ständigen Gefahr leben, sich vielen Krankheiten auszusetzen.

Wer also seine Gesundheit, besonders das Licht seiner Augen erhalten will, der genieße die Freuden der Liebe mit Mäßigkeit.

Achtes Kapitel

Über die Namen des männlichen Gliedes

Wisse, mein Vezier (Allah sei dir harmherzig!), vielfach sind die Namen des Gliedes, dessen eigentlicher Name El dekeur im Arabischen ist.

Dekeur bedeutet das Männliche bei allen Geschöpfen, aber es heißt zugleich Erwähnung, Erinnerung. Wenn z. B. ein Mann sein Glied durch Krankheit, Wunde oder Unfall verloren hat oder wenn er impotent geworden ist, so heißt es von ihm: »Sein Glied ist tot.« Und das soll heißen: »Sein Andenken wird sich verlieren und seine Nachkommenschaft ist in der Wurzel abgeschnitten worden.« Wenn jemand plötzlich stirbt, so sagt man von ihm: »Sein Glied ist abgeschnitten worden«, was sagen will: »Sein Andenken ist aus der Welt verschwunden.«

Der dekeur spielt auch in den Träumen und in der Traumdeutung eine sehr große Rolle. Wer träumt, daß ihm der dekeur abgeschnitten wird, kann sicher sein, daß er bald sterben muß.

Hier seien einzelne Traumdeutungen angegeben.

Die Zähne bedeuten Jahre: wenn also ein Mann im Traume Zähne sieht, die schön sind und in einer regelmäßigen Reihe stehen, so bedeutet das, daß er ein langes und freudenreiches Leben vor sich hat.

Sieht er seinen Nagel von oben nach unten und den seines Feindes von unten nach oben gekehrt, so ist das ein Anzeichen, daß ein Sieg, den er über einen Feind davongetragen hat, nicht lange dauert, daß er vielmehr bald seinem Feinde unterliegen wird; sieht er aber den Nagel seines Feindes umgekehrt, so kann er daraus den Schluß ziehen, daß der Sieg bald wieder zu ihm zurückkehren wird.

Wer eine Lilie im Traume sieht, kann sicher sein, daß er ein Jahr lang von Unglück verfolgt sein wird. (Lilie heißt sonsena, son bedeutet Unglück, sena aber Jahr.)

Auch das bedeutet Schlimmes, wenn man im Traume den Vogel Strauß sieht.

Auch wer ein Schild im Traume erblickt, kann auf kommendes Unglück rechnen.

Wer dagegen von einer frischen, blühenden Rose träumt, kann sicher sein, bald etwas Freudiges zu erleben. Ist aber die Rose verblüht und welk, so deutet sie auf das Eintreffen einer lügnerischen Nachricht; ebenso verhält es sich, wenn man vom Ausfallen der Haare an den Schläfen träumt.

Das Wort für Jasmin, yasmine, ist aus yas, was Täuschung, und mine, was Lüge bedeutet, gebildet. Wer einen Jasmin im Traume sieht, kann daraus schließen, daß die Enttäuschung yas, die im Worte liegt, eine Lüge ist und er darf mit gutem Erfolg in seinen Unternehmungen rechnen.

Aber so sicher wie bei der Rose darf man beim Jasmin nicht mit dem Eintreffen der Vorzeichen rechnen.

Wer von einem Fleischtopf träumt, sieht sich vor einem guten Abschluß seiner Geschäfte.

Ein großer Wasserkrug dagegen bedeutet etwas Böses, aber wenn man träumt, er sei in einen Brunnen oder Fluß gefallen, so daß alles Böse, was in ihm eingeschlossen ist, nicht entweichen kann, so hat der Traum keine üble Bedeutung.

Sägespäne zeigen das Kommen einer guten Nachricht an.

Ein Tintenfaß bedeutet die Heilung eines Kranken, das Gegenteil, wenn man träumt, es wäre verbrannt, verloren oder zerbrochen.

Wenn man träumt, der Turban fiele über das Gesicht, so sagt ein solcher Traum Blindheit voraus.

Wenn man träumt, man fände ein verlorenes oder vergessenes Gewehr in gutem Zustand wieder, so kündigt der Traum. Erfolg an.

Steigt jemand im Traum aus einem Fenster, so deutet das auf Überlegung und Erfolg in seinen Geschäften. Ist aber das Fenster eng und schmal, so daß er Mühe beim Aussteigen hat, so bedeutet das, daß er bei seinen Geschäften Anstrengungen machen muß, daß aber der Erfolg im Verhältnis zu den Anstrengungen stehen wird.

Die bittere Orange zeigt an, daß von dem Ort, an dem sie gesehen wird, eine Verleumdung ausgehen wird.

Die gelbe Rübe ist ein Unglücksbote und Anzeichen trauriger Dinge.

Wer eine Steckrübe sieht, soll sich sagen, daß eines seiner Geschäfte vollständig erledigt ist und daß er niemals darauf zurückkommen soll. Das Geschäft war ernst, wenn die Rübe dick ist, nicht sehr wichtig, wenn sie klein und winzig war.

Die Erscheinung eines Gewehres, das nicht losgeht, zeigt eine Verschwörung ohne Bedeutung an. Gibt das Gewehr aber Feuer, so zeigt das an, daß der Augenblick des Ausbruchs der Verschwörung gekommen ist.

Es ist von schlechter Vorbedeutung, Feuer zu sehen.

Bricht jemand, der sich zu Allah bekehrt, einen Krug, so war seine Reue vergeblich; bricht das Glas, aus dem er Wein trinkt, so wird er zu seinem Gott zurückkehren.

Wer von üppigen Festen und Gastmählern träumt, darf sich auf karge Zeiten einrichten.

Wer einen sieht, der sich von Leuten verabschiedet, kann glauben, daß diese ihm selbst bald eine glückliche Reise wünschen werden.

Wer Koriander im Traume sieht, kann sicher sein, daß die Zeit der Unreinheit seiner Frau vorüber ist.

Einmal saß der große Kalif Harun al Raschid im Kreise seiner Vertrauten und es kam ihm plötzlich der Einfall, sich zu einer seiner Frauen zu begeben, nach welcher er Verlangen trug. Er fand sie aber sehr betrübt, denn sie hatte gerade die Regel und er kehrte unverrichteter Dinge in seine Gesellschaft zurück.

Nun begab es sich, daß diese Frau wenige Augenblicke später in den Zustand der Reinheit zurückkehrte. Als sie darüber Gewißheit hatte, machte sie die vorgeschriebenen Waschungen und schickte sogleich durch eine ihrer Negerinnen dem Kalifen eine Platte Koriander.

Er nahm sie, prüfte sie und wußte nicht, was die Frau ihm mit dieser Sendung sagen wollte. Endlich gab er sie einem Dichter aus seinem Kreise, der sogleich die folgenden Verse sprach:

»Sie sandte dir, hoher Herr, reinen Koriander, weiß wie Zucker.

Ich prüfte ihn in meiner hohlen Hand Und vor meinem Geiste erschien ihre Meinung: Sie wollte dir sagen, o Herr: ‚Siehe, ich bin wieder rein.'«

Der Kalif war entzückt von der Klugheit der Frau und dem feinen Geist des Dichters.

Ein Schwert in der Scheide ist ein Vorzeichen des Krieges, der Sieg wird dem zufallen, der den Griff hält.

Ein Zügel zeigt Unterjochung und Bedrückung an.

Ein langer Bart, im Traume gesehen, zeigt Glück und Gedeihen an, doch soll es Tod bedeuten, wenn er bis zur Erde reicht.

Andere sagen, die Klugheit eines Menschen stehe im umgekehrten Verhältnis zu seinem Barte; wenn also der Bart wächst, nimmt die Klugheit ab.

Man erzählt sich darüber folgende kleine Geschichte:

Einmal sah ein Mann mit einem langen Bart auf dem Rücken eines Buches den Satz: »Je länger der Bart am Kinn, um so weniger gescheit sein Träger.« Nun fürchtete er, daß seine Nachbarn ihn für einen Schwachkopf und Narren halten könnten; darum beschloß er, sich den Bart zu kürzen. Bei Nacht nahm er deshalb eine Lampe und verbrannte in ihrem Feuer seinen Bart bis auf einen Rest, den er unterm Kinn mit einer Hand halten konnte. Die Flamme kam aber sehr bald an seine Hand, so daß er sie vor Schmerzen öffnen mußte. Dann ging natürlich sein ganzer Bart in Flammen auf.

Da schrieb er zu dem Satz auf dem Rücken des Buches: »Die Wahrheit dieses Wortes habe ich selbst erprobt.«

Er hatte sich eben selbst davon überzeugt, daß seine Intelligenz nicht so groß wie sein Bart lang war.

Zu dieser Frage gibt es noch eine Geschichte:

Eines Tages bemerkte Harun al Raschid einen Mann, der einen auffallend langen Bart hatte. Er ließ ihn holen, fragte nach Namen und Beruf und der Mann antwortete: »Meister in Streitfragen.« Darauf legte der Kalif ihm folgenden Fall zur Entscheidung vor: »Ein Mann kaufte einen Bock, der beim Auswerfen des Kotes den Käufer am Auge traf und verletzte. Wer hat Schadenersatz zu leisten?« Der Befragte antwortete: »Der Verkäufer, weil er verschwieg, daß der Bock eine Wurfmaschine am After hat.«

Bei dieser Antwort brach der Kalif in lautes Lachen aus und sagte: »Wahrlich, wenn der Bart bis zum Nabel geht, wird die Klugheit eines Mannes immer kleiner.«

Aber jetzt wollen wir zu den Namen zurückkehren, die der dekeur sonst noch führt.

1. El air: das ist der Blasebalg des Schmiedes. Dieser Name ist ihm von seinem Auf- und Abschwellen gegeben.
2. El hamama: die Taube. Weil er im Zustande der Ruhe einer weißen, auf ihren Eiern liegenden Taube gleicht.
3. El teunnana: der Klingler. Nach arabischem Glauben gibt das Glied beim Eindringen in die Scheide einen Ton von sich, der einem Klingeln gleicht.
4. El keurmak: der Unbezähmbare. Ein Name, der auf die Unbezähmbarkeit der Liebesbegierden anspielt.
5. El ahlil: der Befreier. Der Sinn ist dunkel.
6. Ez zeub: ein Wort, das vom Kriechen abgeleitet wird und auch für das Kriechen der Schlange Anwendung findet.
7. El hammache: der Erreger.
8. El fadelak: der Lügner. Will besagen, daß der dekeur nach seinem Äußern oft Dinge verspricht, die er dann in der

Praxis nicht hält.

9. En naasse: der Schläfer. Wohl als Spottname für einen versagenden dekeur aufzufassen.
10. Ez zoddame: der Einbrecher. Ohne weitere Erklärung Verständlich.
11. El khiate: der Schneider. Vergleich mit der arbeitenden Nadel in der Hand des Schneiders.
12. Mochefi el relil: der die Glut der Leidenschaft löschende.
13. El khorrate: der Hin- und Herläufer. Kann ebenso die Ungeduld des dekeur vor dem Akt wie die Untreue des Mannes bezeichnen.
14. El deuddak: der Schläger, Klopfer. Vergleich mit dem Türklopfer. Ein arabisches Sprichwort sagt: »Dieser Klopfer öffnet jedes Tor.«
15. El aouame: der Schwimmer. Anspielung auf die ungeheure Geschicklichkeit des dekeur, Hindernisse zu besiegen.
16. El dekhal: der Eintretende.
17. El korradj: der Ausreißer. Spielt darauf an, daß der dekeur sich oft unerwünscht schnell wieder aus dem Staube macht.
18. El aaouar: der Einäugige.
19. El fortass: der Kahle.
20. El atsar: der Stolperer. Spielt wohl darauf an, daß auch der dekeur nicht stets glatt zum Ziel kommt.
21. El dammar: der Kappenträger.
22. Abau rokba: der mit einem Halse versehene.
23. Abou quetaia: der mit einem Haarbüschel versehene.
24. El bessis: der Freche.
25. El mostahi: der Schamhafte. Auch damit ist Spott über einen Versager in der Liebe ausgedrückt.
26. El bekkai: der Weinende.
27. El hezzaz: der sich Hin- und Herrührende.
28. El lezzaz: der sich Einverleibende.

29. Abou laaba: der Spucker. Bezeichnung eines dekeur, der zu schnell zur Ejakulation gelangt.
30. Ech chelbak: der Plätschernde.
31. El hattak: der in den Boden einschlagende.
32. El fattache: der Sucher.
33. El hakkak: der Reiber.
34. El mourekhi: der Schlaffe.
35. El motela: der Durchsucher.
36. El mockcheuf: der Entdecker.

Das sind die hauptsächlichsten Namen, die dem dekeur nach seinen verschiedenen Eigenschaften verliehen sind. Demjenigen, dem sie nicht genügen, gebe ich den Rat, sich noch andere zusammenzusuchen, denn es gibt deren noch in Masse, ich bin aber der Meinung, daß diese Liste hier schon lang genug ist [2]).

2) Diese Nomenklatur, dieses Spiel mit solchen Namen wird nur der Europäer ganz verstehen können, der längere Zeit mit Arabern, Marokkanern usw. gelebt hat und mit ihnen in ihrer Sprache sprechen konnte. Die Größe, die Vorzüge, die guten Eigenschaften ihres Gliedes sind unter Arabern und Marokkanern ein sehr häufiger Gesprächsstoff, und zwar ein durchaus ernstgemeinter, keineswegs zotiger Stoff. Sie sprechen von diesen Dingen mit derselben Sachlichkeit, mit der Europäer untereinander etwa erörtern, daß sie musikalisch sind, wobei dann festgestellt wird, wer das beste Gehör, die sicherste Fähigkeit hat, vom Blatt zu singen usw. Dem Araber ist der dekeur um bei diesem Namen zu bleiben – bei dem ungeheuren Spielraum, den alle Liebesfreuden in seiner Gedankenwelt einnehmen, ein unbeschreiblich wichtiges Organ, das nicht nur besprochen, sondern auch gegebenenfalls mit Stolz gezeigt und mit großem Interesse betrachtet wird. Es ist für einen Europäer sehr schwer, sich in diese rein natürliche Vorstellungswelt der Wüstenbewohner zu versetzen, und der Leser wird dringend gebeten, dieses vorausgehende wie das folgende Kapitel nur unter dem Gesichtspunkte zu betrachten, daß in jenen heißen Gegenden das Blut heißer rinnt und daß das alte Wort »Naturalia non sunt turpia« dort wirklich noch gilt.

Neuntes Kapitel

Über die verschiedenen Namen der weiblichen Geschlechtsorgane

Der weibliche Geschlechtsteil heißt im arabischen El feurdj: die Spalte.

Der Sinn des arabischen Wortes ist: Spalte, Öffnung, Durchgang, Weg.

Wenn man sagt: »Ich habe im Gebirge ein feurdj gefunden«, so will man damit sagen, daß man einen Weg zwischen den Felsen entdeckt hat.

Wer im Traum einen feurdj gesehen hat, kann wissen, daß er, falls er Kummer hat, von diesem bald erlöst sein wird. Ist er in Verlegenheit, so wird er ihr entrinnen. Ist er arm, wird er reich werden. Trägt er nach einer Sache Verlangen, so wird er sie erhalten, hat er Schulden, so wird er sie bezahlen können.

Noch günstiger ist, im Traum einen geöffneten feurdj zu sehen, nur darf es nicht der feurdj einer Jungfrau sein, was wieder Übles bedeutet. Wer ein solches Traumgesicht hat, wird in allerlei Verlegenheit fallen.

Ist es aber der geöffnete feurdj einer Frau, der im Traume gesehen wird, so ist das eine Gewähr dafür, daß alles gut gelingt, was der Träumende unternimmt, daß sich auch schwierige Geschäfte glatt abwickeln werden. Und zwar wird ihm dies durch Vermittlung einer Person gelingen, an die er nie gedacht hat.

Wenn jemand träumt, er sähe einen Mann in Liebesumarmung mit einer Frau, wenn er dann, sobald sich der Mann erhebt, ihren feurdj erblickt, so zeigt ihm dieser Traum auch ein glückhaftes Ende seiner Geschäfte an. Hat er sich selbst aber beim Liebesakt im Traum gesehen, so wird er selbst all seine Unternehmungen zu gutem Ende führen, während ihm im anderen Falle jemand anderer helfen wird.

Im allgemeinen ist es ein gutes Vorzeichen, wenn man von einem feurdj sowie von der Begattung überhaupt träumt; wer selbst im Traum den Akt bis zum Ende vollzogen hat, der wird Glück in allen Unternehmen haben. Kommt er jedoch in seinem Traum nicht bis ans Ende des Aktes, so hat das wieder eine üble Vorbedeutung.

Wer träumt, eine bestimmte Frau zu begatten, kann, sagt man, alles von ihr verlangen.

Wer träumt, mit nahen Verwandten zu verkehren, mit denen ihm zu verkehren das heilige Gesetz verbietet, kann hoffen, daß er bald eine Pilgerfahrt zu heiligen Stätten antreten, ja daß er vielleicht bald das Grab des Propheten selbst besuchen wird.

Wer von einer Hose träumt, darf hoffen, bald ein hohes Amt zu erlangen [3]).

Man erzählt sich, daß ein Mann, der geträumt hatte, daß der Emir ihm eine Hose geschenkt hatte, Kadi wurde.

Wer von einer Hose träumt, kann auch sicher sein, daß seinen Geschlechtsorganen kein Unfall bevorsteht, auch darf er mit geschäftlichen Erfolgen rechnen.

Wer von einer Mandel träumt, wird, wenn er in Not ist, bald bessere Tage sehen. Einer hatte geträumt, er hätte Mandeln gegessen und erhielt die Erklärung für diesen Traum, daß üble Tage, in denen er gerade lebte, bald ein Ende haben würden.

Wer einen Zahn im Traume ausfallen sieht, kann sicher sein, daß sein Feind gestorben ist.

Fenster und Schuhe erinnern an Frauen.

Die weibliche Scham erinnert an ein Fenster, in das man ein-

3) All diese uns sonderbar anmutenden Deutungen sind nur dem ganz verständlich, der die arabische Sprache, die Zusammensetzung der Wörter usw. kennt; aus Ähnlichkeiten des Klanges werden all diese Bedeutungen abgeleitet. Da aber eine gründliche Kenntnis der Sprache notwendig ist, um solche Zusammenhänge zu verstehen, ist hier auf die Wiedergabe von flüchtigen Andeutungen verzichtet.

steigt, oder an einen Schuh, den man anzieht.

Träumt also jemand, er stiege in ein Fenster ein, oder er ziehe einen Schuh an, so ist das ein Vorzeichen dafür, daß er bald eine junge Frau oder eine Jungfrau besitzen wird; dann muß freilich der Bau oder der Schuh, von dem er geträumt hat, neu sein. Ist der Bau oder der Schuh alt, so weist der Traum auf den Gewinn einer alten Frau. Verlust des Schuhs im Traum deutet auf den Verlust einer Frau.

Träumt man von einer gefalteten Sache, die sich öffnet, so kündigt sich damit das Bekanntwerden eines Geheimnisses an. Bleibt aber der Gegenstand zusammengefaltet, so zeigt das an, daß auch das Geheimnis verborgen bleiben wird.

Wenn einer träumt, er läse einen Brief, so bedeutet das, daß er Kenntnisse erwerben, etwas erfahren wird. Standen gute Dinge in dem Brief, werden es gute Sachen sein, die man erfährt, waren schlimme Dinge im Briefe, erfährt man Schlimmes.

Wer von einem Kapitel des Korans träumt, soll genau bedenken, was darin steht, denn das kann ihm wertvolle Fingerzeige geben. So wird z. B. der Satz: »Es wird euch Allahs Beispiel den unmittelbaren Sieg verleihen« ein Vorzeichen für Sieg und Gewinn sein. Träumt man von einer Stelle, die auf Züchtigungen hinweist, so kann man mit Bestrafungen rechnen, aus einer Stelle, die etwas Gutes enthält, darf man auf ein glückliches Ereignis schließen.

Träume, die von Poesie und Gesang handeln, geben durch ihren Inhalt ihre Bedeutung an.

Wer von Pferden, Maultieren und Eseln träumt, darf darin ein gutes Vorzeichen sehen, denn der Prophet hat gesagt: »Bis zum Tage der Auferstehung haftet das Glück des Menschen am Schopf ihrer Pferde.«

Wer sich als Eilbote im Traum auf einem Esel reiten sah, wird in allen Unternehmungen Glück haben. Fällt er aber von seinem Tier, so bedeutet das Mißgeschick.

Träumt man, der Turban fiele vom Haupt, so bedeutet das

Schmach, denn der Turban ist die Krone der Araber.

Wer sich im Traum mit nacktem Haupt oder nackten Füßen sieht, muß sich auf kommende Verluste gefaßt machen.

Nun aber kehren wir zu den Namen der weiblichen Geschlechtsteile zurück.

1. El keuss: die Scham. Wird vorzugsweise auf die Scham einer jungen Frau angewandt.
2. El kelmoune: die Erwartende. Name für den feurdj der Jungfrau.
3. El ass: ein Name, der für jeden feurdj angewandt werden kann.
4. Ez zerzour: der Star. Feurdj einer sehr jungen, freilich auch der brünetten Frau.
5. Ech cheukk: die Ritze. Für eine sehr magere Frau gebraucht.
6. Abou tertour: die mit einem roten Kamm versehene.
7. Abou khochime: die Stumpfnase. Für einen nicht sehr entwickelten feurdj in Gebrauch.
8. El guenfond: der Igel. Feurdj der alten und gebrechlichen Frau.
9. Es sakouti: die Schweigsame. Der Name soll vielleicht andeuten, daß der feurdj den Angriffen des dekeur wehrlos gegenübersteht.
10. Ed deukkak: die Zerreiberin. Umschreibung für eine sehr gierige Frau.
11. El tseguil: die Zudringliche, Ungestüme.
12. El fechefache: die Gießkanne. Das Wort malt vielleicht den Laut des Urinierens.
13. El becha: der Abscheu, das Grausen.
14. El taleb: die ewig Begehrende.
15. El hacene: die Schöne.
16. En neufkakh: die sich mit einem Aufblähen öffnende.
17. Abou djebaha: die mit einer Stirn versehene. – Feurdj mit sehr großem Schamhügel.

18. El ouasa: die Weite.
19. El aride: die Breite. Besonders vom feurdj der fetten, starkbeleibten Frau gebraucht. Sonst bezeichnet dieser Ausdruck einen besonders wohlgebildeten feurdj.
20. Abou belaoum: die Gefräßige.
21. El mokaour: die Grundlose.
22. Abou cheufrine: die mit zwei Lippen versehene.
23. Abou aungra: die mit einem Rücken versehene. Feurdj mit zu großem Venusberg.
24. El rorbal: das Sieb.
25. El hezzaz: die Bewegliche.
26. El lezazz: die stürmisch Erobernde.
27. El moudd: die Willfährige.
28. El mouaine: die Hilfreiche.
29. El meusboul: die Gewölbte. Wird für einen gurkenförmigen feurdj gebraucht.
30. El molki: die Kämpferin. Der Name kommt aus der arabischen Auffassung, daß sich dekeur und feurdj wie zwei Duellanten gegenüberstehen.
31. El mokabeul: die stets Bereite, Trotz zu bieten. Gilt für jene Frauen, die sich auch von dem tüchtigsten Mann noch unbefriedigt erklären.
32. El harab: die Flüchtige. Jener feurdj, der vor einem zu großen dekeur flieht.
33. El sabeur: die Geduldige. Wird für jene Frau angewandt, die sich ohne Widerspruch allen Liebeslaunen des Mannes fügt.
34. El maoui: die Allzufeuchte.
35. El moseuffa: die Versperrte.
36. El mezour: die Tiefe.
37. El addad: die Beißerin.
38. El meussass: die Saugerin.
39. El zeunbour: die Wespe. Name, der sich durch das Vorkommen von stachelähnlichen Haaren erklärt.

40. El harr: die Hitzige, Feurige.
41. El ladid: die Köstliche.

Es gibt noch andere Namen in Menge, aber die hier gemachte Aufstellung mag genügen [4]).

Dieses Buch ist geschrieben, um alles aufzuzeichnen, was auf den Beischlaf sich bezieht, und es soll denen eine Hilfe sein, die sich über diese Dinge unterrichten wollen.

4) Im arabischen Original sind die einzelnen Namen, die sich ja zum großen Teil selbst erklären, mit langatmigen Erläuterungen versehen, die nur Umschreibungen des Namens sind und deshalb ausgelassen werden konnten. Auch diese lange Liste von Namen für ein und denselben Gegenstand beweist nur, wie sehr die Gedankenwelt der Araber von allen Liebesdingen erfüllt ist, beweist, wenn man will, wie ungeheuer abhängig diese freiesten aller Menschen im Grunde von ihren Lüsten und Leidenschaften sind.

Zehntes Kapitel

Von den Geschlechtsorganen der Tiere

Die Geschlechtsorgane der Tiere werden den Arten der Tiere entsprechend eingeteilt.

Da sind zuerst die Glieder der Huftiere, der Pferde, Maultiere, Esel. Es sind Glieder von großem Maß und sie haben die folgenden Namen:

El rermoul: der Koloß.

El kass: die zusammengeringelte Schlange.

El fellag: der Spalter.

Ez zellate: der Knüttel.

El heurmak: der Ungebändigte.

El meunefoukh: der Aufgeblähte.

Abou dommar: der mit einem Kopf versehene.

Abou beurnita: der mit einem Hut versehene.

El keurkite: der spitze Stock.

El keuntra: die Brücke.

El rezama: der Schlägel.

Dann sind folgende Namen für jene Tiere, die Füße wie das Kamel haben:

El touil: der Lange.

Ech cherita: das Band.

El mostakime: der Feste.

El heurkal: der Schwebende usw.

Es Folgen die Namen für die Glieder der Ochsen, Hammel usw., z.B.:

El keurbadj: die Karbatsche, Peitsche.

Es soute: der Ziemer.

Dann sind noch für Tiere wie Löwe, Fuchs, Katze usw. folgende

Namen in Gebrauch:

El kedib: die Rute.

El metemerote: der sehr Ausdehnbare usw.

Man will wissen, daß unter den Tieren der Löwe geradezu ein Meister der Liebeskunst sei. Er nimmt nicht wahllos die erste beste Löwin, sondern er prüft erst genau, ehe er sich einer vermählt. Er weiß auch, ob sie schon von einem Männchen gedeckt ist. Es soll vorkommen, daß Löwinnen von Ebern gedeckt werden; man sagt, daß der Löwe das sofort am Geruch des Tieres merkt. Er beriecht dann den Urin der Löwin und gerät in große Wut. Er wendet sich zornig nach allen Seiten und schlägt mit dem Schweif »einen furchtbaren Reif«.

Wehe dem Wesen, das in einem solchen Augenblick in seine Nähe kommt. Er zerreißt es unfehlbar in Stücke. Dann schreitet er auf die Löwin zu, beriecht sie noch einmal, brüllt, daß die Berge zittern und zerreißt ihr, sich auf sie stürzend, den Rücken. Er geht sogar so weit, sie zu töten und auf ihrem Körper zu urinieren.

Kein anderes Tier ist so klug und so eifersüchtig wie der Löwe. Man versichert sogar, daß er sich dem, der ihn mit schönen Worten überlistet, ergeben und demütig zeigt und sich vor ihm zurückzieht. Wer bei der Begegnung mit einem Löwen seine Geschlechtsteile entblößt, schlägt ihn sogleich in die Flucht.

Auch wer vor ihm den Namen Daniel ausspricht, vertreibt ihn, da dieser Prophet von Allah im Falle der Anrufung seines Namens dieses Versprechen erlangte. Sobald dieser hohe Name vor den Ohren eines Löwen ausgesprochen wird, entfernt sich das Tier; man führt mehrere Fälle dieser Art an.

Elftes Kapitel

Über Frauenlist

Wisse, mein Vezier (Allah mache dich barmherzig!), daß zahlreich und unergründlich die Listen der Frauen sind. Ihre Verschlagenheit ist selbst der des Satans überlegen, denn im Koran steht, daß die Listen der Frauen groß, die Künste Satans aber nur schwach wären.

Ein paar Geschichten mögen zeigen, wie groß der Frauen List und Verschlagenheit ist.

Geschichte des getäuschten, sodann der Untreue überführten Ehemanns

Einmal liebte ein Mann eine Frau von außerordentlicher Schönheit, die alle erdenklichen Vorzüge besaß. Er hatte ihr schon oft Anträge gemacht und ihr versichert, daß er sie über die Maßen liebte, aber sie hatte ihn stets zurückgewiesen. Er war auch dann nicht weitergekommen, als er ihr sehr große Geschenke angeboten hatte; sie weigerte sich stets, etwas von ihm anzunehmen. Er war sehr traurig, er fing an, sein Vermögen zu verschwenden, nur um sie zu gewinnen, aber es gelang ihm nicht, sie zu erobern.

Da machte er eines Tages die Bekanntschaft einer alten, klugen Frau. Dieser klagte er sein Leid, die Qualen seines unerhörten Herzens und sie sprach zu ihm: »Wenn es Allah gefällt, werde ich dich doch ans Ziel bringen.«

Die Alte wollte sich gleich in die Wohnung jener Frau begeben, erfuhr aber von den Nachbarn, daß man nicht leicht in das Haus kommen könnte, denn es würde von einer sehr bösartigen Hündin bewacht, die niemanden eintreten und hinausgehen lasse, die sich in ihrer Wildheit vielmehr auf alle Leute stürze.

Als die Alte dies hörte, freute sie sich, denn jetzt sah sie einen guten Weg, um ans Ziel zu kommen. Sie kehrte nach Hause zurück, füllte einen Napf mit zerschnittenem Fleisch und ging wieder zu dem Hause, in dem die schöne Frau wohnte.

Sobald die Hündin die Fremde näherkommen sah, erhob sie sich mit wütendem Gebell, aber die Alte zeigte ihr den Napf mit Fleisch; sobald das Tier diese gute Speise roch, wedelte es freundlich mit dem Schwanz. Die Alte schob ihm nun den Napf hin und sagte: »Friß, meine arme Schwester! Wie unglücklich bin ich gewesen, als du verschwandest! Ich suche dich seit langer Zeit, denn ich wußte nicht, was aus dir geworden war. Friß nur! Friß!«

Die Hündin fraß, die Alte streichelte ihr den Rücken. Da kam die Herrin des Hauses, um zu sehen, was es gäbe und war sehr überrascht, als sie ihre wachsame, scheue Hündin so zutraulich mit der Alten sah. Sie fragte also verwundert: »Du, Alte, woher kennst du denn meine Hündin?« Die Alte antwortete nicht, sondern fuhr nur in ihren Klagen und Liebkosungen fort. Darauf sprach die andere: »Mein Herz wird traurig, wenn ich dich so leiden sehe. Laß mich die Gründe deines Kummers wissen.«

Die Alte entgegnete: »Diese Hündin war einst eine Frau, und diese Frau war meine beste Freundin. Eines Tages wurde sie zu einer Hochzeit geladen. Sie legte ihre schönsten Kleider, ihren besten und reichsten Schmuck an; dann gingen wir zusammen fort. Unterwegs begegnete uns ein Mann, der uns ansprach, denn er hatte sich in meine Freundin beim ersten Anblick verliebt. Sie aber wollte ihn nicht erhören. Er ließ ihr dann in der Folgezeit noch mehrere Anträge machen, aber sie wies alle zurück. Endlich bot er ihr schöne Geschenke an, aber sie lehnte auch diese ab. Eines Tages traf dieser Mann meine Freundin wieder auf der Straße. Er rief ihr zu: ‚Erhöre mich, sonst werde ich dich verwünschen und du wirst in eine Hündin verwandelt werden!‘ Sie antwortete: ‚Daß ich nicht lache! Verwünsche mich nur, soviel du willst!‘ Darauf rief der Mann den Fluch des Himmels auf meine Freundin herab und sie wurde sofort in eine Hündin verwandelt.«

Als die Alte ihre Erzählung beendet hatte, brach die Herrin des Hauses in Tränen aus und sagte: »Ich fürchte, dasselbe Schicksal erleiden zu müssen wie diese Hündin.«

»Was hast du getan?«

»Seit langer Zeit liebt mich ein junger Mann, aber ich wollte ihn nicht erhören, obwohl ihm die Liebe aus den Augen schrie, obwohl er sich große Ausgaben gemacht hat, um mir zu gefallen. Ich habe ihm stets geantwortet, daß ich mich ihm nie und nimmer ergeben würde. Nun fürchte ich, meine Mutter, daß auch er mich verfluchen wird.«

Die Alte sagte: »Mach' mich mit diesem Manne bekannt, damit ich mit ihm reden kann und dir erspart bleibt, zu werden wie dieses Tier.«

»Wen sollte ich wohl zu ihm schicken?«

»Mich, meine Tochter.«

»Wie wirst du ihn treffen können?«

»Ich werde ihn suchen und werde ihn zu finden wissen.«

»Beeile dich, ihn zu finden, ehe er Allah gegen mich aufgerufen hat.«

»Noch heute werde ich ihn treffen und die Begegnung mit ihm soll morgen in meinem Hause stattfinden«, sagte die Alte.

Nun ging das alte Weib zu jenem Manne, der ihr sein Leid und seine vergebliche Liebesmühe geklagt hatte und teilte ihm mit, was sie erreicht hatte und lud ihn für eine bestimmte Stunde des nächsten Tages in ihr Haus ein.

Zu dieser Stunde fand sich auch die schöne Frau im Hause der Alten ein, sie wartete und wartete, aber der Liebhaber ließ sich nicht blicken. Sicherlich hatten ihn dringende und unerwartete Geschäfte verhindert, zu diesem Rendezvous zu erscheinen.

Die Alte konnte sich sein Ausbleiben nicht anders erklären. Aber sie bemerkte, daß die Frau sehr erregt war und sehr auf die Umarmung des Mannes wartete, den sie so lange hingehalten hatte. Die schöne Frau fing denn auch bald an, ungeduldige und unruhige Fragen zu stellen, auf welche die Alte nur ausweichende und vertröstende Antworten hatte. Endlich zog sie sich an und machte sich auf die Suche, um den jungen Mann zu finden.

Aber sie lief vergeblich die halbe Stadt ab; sie konnte ihn nirgendwo entdecken, konnte auch keine Nachrichten von ihm erhalten.

Da sagte sich die Alte: »Diese Frau wartet auf einen Mann; das ist sicher. Da ich jetzt den nicht finden kann, den wir eigentlich erwartet haben, will ich mir Mühe geben, einen anderen zu finden, der ihr vielleicht ebenso gut gefällt.«

Gerade als sie diese Überlegung angestellt hatte, traf sie einen sehr schönen, jungen Mann und dachte sich gleich, daß dieser sie aus der Verlegenheit reißen würde. Sie fragte ihn also: »Mein Sohn, ich könnte dich mit einer sehr schönen Frau zusammenbringen. Wärest du wohl bereit, sie liebend zu umarmen?«

»Wenn du die Wahrheit sprichst, werde ich dir diesen Golddinar schenken«, war die Antwort.

Die Alte war entzückt und nahm den schönen Mann gleich in ihre Wohnung mit.

Nun war aber zum Unglück dieser Mann gerade der Gatte der Frau, die bei ihr auf den Liebhaber wartete. Das erfuhr aber die Alte erst später, als die Ereignisse im Rollen waren.

Sie ging vor dem jungen Mann ins Haus und sagte der Frau: »Mein Täubchen, ich habe den nicht finden können, der dich liebt, aber ich habe einen anderen gebracht, der dich sicher lieben wird, wenn er dich erblickt. Der andere kommt dann morgen. Allah hat mir diesen Ausweg eingegeben. Willst du, daß ich den jungen Mann zu dir führe?«

»Ich will ihn beschauen«, sagte die Frau und warf einen Blick durch die Öffnung in der Tür, die als Spähfenster diente.

Sie erkannte ihren Mann, erschrak, wußte sich aber sogleich zu helfen. Sie kleidete sich in aller Eile wieder ganz an, öffnete die Tür, trat auf ihren Mann zu, schlug ihm ins Gesicht und sagte:

»Du Feind des Höchsten und deiner selbst, was hast du hier vor? Du bist – ich weiß es sehr wohl – hiehergekommen, um mich zu betrügen. Leugne nicht! Schon lange weiß ich, daß du auf verbotenen Wegen gehst, aber ich konnte meinen Verdacht nicht beweisen, bis mir der Einfall kam, dir dies alte Weib nachzusenden, um dich anzulocken. Ich werde noch heute die Scheidung einleiten, denn ich will nicht mit einem Manne leben, der ein solcher Wüstling ist wie du.«

Der Mann glaubte natürlich an die Wahrheit ihrer Worte, er fühlte sich schuldig und machte sich aus dem Staube.

Aus dieser Geschichte kann man sehen, welcher Listen und Ränke die Frauen fähig sind.

Geschichte des Liebhabers wider Willen

Es war einmal eine Frau, die sich in einen ihrer Nachbarn verliebt hatte, der allgemein durch seine Tugend und Frömmigkeit bekannt war. Sie erklärte ihm, daß sie ihn liebe, aber er wies ihre Anträge zurück. Darauf beschloß sie, sich für diese Kränkung eine Genugtuung zu verschaffen.

Eines Tages teilte sie einer ihrer Dienerinnen, einer Negerin, ihren Plan mit, diesem Mann eine Falle zu stellen. Die Negerin mußte zu diesem Zweck die auf die Straße führende Tür des Hauses offen lassen. Gegen Mitternacht weckte sie die Negerin und gab ihr folgenden Befehl: »Geh auf die Gasse und klopfe mit einem Stein sehr stark an die Tür, kümmere dich aber nicht im geringsten um das Geschrei, das sich im Hause erheben wird. Sobald du hörst, daß der Nachbar seine Tür öffnet, klopfe an die zweite Tür, sorge aber dafür, daß du nicht gesehen wirst und kehre sofort ins Haus zurück, wenn irgend jemand dich ansprechen will.«

Die Dienerin tat wie ihr geheißen.

Der Nachbar war von Haus ein guter Mann, der immer bereit war, Menschen, die in Verlegenheit waren, zu helfen. Niemals begehrte man vergeblich seinen Beistand. Er hörte das Geräusch der Schläge an der Tür und fragte seine Frau, was wohl geschehen sein könnte. Die Frau antwortete: »Wahrscheinlich ist unsere Nachbarin von Dieben angefallen worden.« Sogleich sprang er auf, um ihr zu Hilfe zu eilen. Sobald er aber in ihr Haus gekommen war, schloß die Negerin eilends die Tür hinter ihm. Plötzlich fühlte er sich von vielen Händen gebunden und er wurde vor die Frau geschleppt. Er wehrte sich gegen eine solche Behandlung, sie aber sagte: »Wenn du mich jetzt nicht sogleich in deine Arme nimmst, werde ich aller Welt -sagen, daß du ins Haus gedrungen bist, um mir Gewalt anzutun.«

Er sagte: »Nun gut, Allahs Wille geschehe. Niemand kann sich seiner Macht entziehen.«

Dann freilich versuchte er Ausflüchte zu machen und zu entwischen, aber sogleich fing die Nachbarin wieder mit ihrem Geschrei an, so daß sich auf der Straße vor dem Hause eine große Menschenmenge sammelte.

Da sah er seinen Ruf gefährdet, und um sich aus einer solchen Not zu retten, folgte er ihr in ihr Schlafgemach und tat alles, was sie verlangte.

Auch aus dieser Geschichte kann man sehen, welcher Lügen und Listen die Frauen fähig sind.

Gestohlene Liebe

Es wohnten zwei Frauen in einem Hause, die beide Männer hatten. Der eine besaß alle Gaben und Fähigkeiten, eine Frau vollauf zu befriedigen und glücklich zu machen, während dem Mann der anderen all diese Vorzüge durchaus fehlten.

Eines Tages saßen die beiden Frauen beisammen und sprachen über ihre Männer.

Die erste sagte: »Ich lebe in der Tat im höchsten Glück. Mein Bett ist ein wahrer Ort der Seligkeit.«

Dann sparte sie nicht mit eingehenden und entzückenden Schilderungen ihrer Liebesnächte.

Die andere hörte bedrückt und neidvoll zu und sagte: »Ich dagegen lebe im größten Kummer. Unser Bett ist ein wahrer Ort des Unglücks und des Jammers.«

Dann schilderte auch sie, wie es ihr erginge und was sie alles an Glück und Freuden zu entbehren hätte.

Solche Gespräche führten die beiden Nachbarinnen in der Folgezeit sehr oft.

Da fiel der vom Schicksal so wenig begünstigten Frau eines Tages ein, sie müßte einmal den Versuch machen, sich den Mann der anderen zu gewinnen, wäre es auch nur für ein einziges Mal. Nun wartete sie eine Nacht ab, in der ihr Mann in Geschäften außer Haus sein mußte.

Dann traf sie alle Vorbereitungen, um ihren Plan ins Werk zu setzen. Sie parfümierte sich mit köstlichen Wohlgerüchen und tastete sich nach dem ersten Drittel der Nacht in jenes Zimmer, in dem die andere Frau mit ihrem Manne schlief. Sie schlich auf den Zehenspitzen und fand endlich das Bett. Hier fühlte sie nun mit großer Vorsicht, wo beide ruhten, und als sie merkte, daß zwischen den Gatten ein Zwischenraum war, schlüpfte sie geschickt hinein; der Raum war eng, aber jeder der Gatten, in der Meinung, den Druck des anderen zu spüren, machte ihr Platz. So gelang es ihr, daß sie ganz bequem zwischen beiden liegen konnte. Sie wartete geduldig, bis die andere Frau in tiefem Schlaf lag; dann näherte sie sich dem Mann, der erwachte und ganz bezaubert von den Wohlgerüchen war, die sie ausströmte. Er zog sie an sich, doch sie sagte mit leiser Stimme: »Laß mich schlafen.« Er antwortete: »Die Kinder werden nichts hören.«

Er umarmte sie dann in vollstem Schweigen, mit großer Vorsicht, aber er war so beglückt und entzückt wie noch niemals in einer ehelichen Umarmung, und er fragte sich verwundert, welch herrliche Verwandlung mit seiner Frau geschehen wäre. Auch die Frau war auf dem Gipfel des Entzückens. Es dauerte lange, bis der Mann wieder Schlaf finden konnte. Als er eingeschlafen war, stand die Nachbarin ganz leise auf und machte sich davon.

Am anderen Morgen sagte der Mann zu seiner Frau: »Nie waren deine Umarmungen so wonnevoll wie in dieser Nacht, niemals habe ich süßere Düfte geatmet als in der letzten Nacht! Niemals vorher hast du solche Wohlgerüche ausgeströmt.«

»Von welchen Umarmungen, von welchen Düften sprichst du?« fragte die Frau in höchster Verwunderung. »Ich habe ja keine Spur von einem Parfüm im Hause.«

Sie redete dem Mann unschwer ein, daß er einen Traum gehabt hätte und es dauerte nicht lange, bis er selbst glaubte, daß er die schönen Erlebnisse der Nacht nur geträumt hätte.

Auch diese Geschichte zeigt, wie groß der Frauen List ist.

Die Frau mit den zwei Männern

Es war einmal ein Mann in ein fremdes Land gekommen, und als er eine Weile dort gelebt hatte, empfand er den Wunsch zu heiraten. Um eine passende Gattin zu finden, wandte er sich an eine alte Frau, die man ihm als geschickt in solchen Geschäften anempfohlen hatte.

Sie sagte: »Ich kann dich mit einer sehr schönen Frau verheiraten, die ganz besondere Vorzüge hat. Nur hat sie ein Geschäft, das sie den ganzen Tag über beschäftigt. Nur in der Nacht gehört sie ganz dir. Aus diesem Grunde ist sie sehr schüchtern, denn sie glaubt, du würdest nicht auf eine solche Bedingung eingehen.«

Der Mann antwortete: »Die Frau mag beruhigt sein. Auch ich bin tagsüber nicht frei. Es geht mir ebenso wie ihr.«

Darauf ging er und hielt um die Hand der Frau an. Die Alte führte ihn zu ihr und sie gefiel ihm gut Sie lebten dann zusammen, hielten aber ihre Verabredung genau ein.

Dieser Mann hatte einen nahen Freund, der ihn bat, er möchte doch die alte Frau veranlassen, auch ihm unter den gleichen Bedingungen eine Frau zu verschaffen.

Die Alte sagte, daß sie eine sehr schöne Frau wüßte, die gern einen Mann haben möchte, doch wäre ihr Gewerbe derart, daß sie die ganze Nacht in Anspruch genommen würde und daß sie dem Mann nur am Tage gehören könnte.

Damit war der Freund einverstanden, er machte die Bekanntschaft der Frau und heiratete sie gemäß ihren Vereinbarungen.

Es währte aber nicht lange, da erkannten die beiden Freunde, daß sie durch Vermittlung der Alten eine und dieselbe Frau geheiratet hatten.

Solcher Schliche und Betrügereien sind die Frauen fähig!

Geschichte der Bahia

Eine verheiratete Frau namens Bahia (blendende Schönheit) hatte einen Liebhaber, dessen Beziehungen zu ihr bald Stadtgespräch waren. Dadurch sah sie sich genötigt, ihn von sich zu entfernen. Diese Trennung war für den Mann ein solcher Schmerz, daß er fast krank wurde.

Da suchte er eines Tages seinen besten Freund auf und sprach zu ihm: »Mein Bruder, es ist mir nicht länger möglich, meine Leidenschaft zu bezähmen. Ich muß meine geliebte Bahia wiedersehen. Willst du mich nicht begleiten, daß wir beide ihr einen Besuch abstatten können, denn dann werden die Leute nicht die Mäuler aufreißen?«

Der Freund sagte, daß er ihm gern diesen Dienst erweisen würde.

Am nächsten Tage ritten sie in den Ort, wo Bahia wohnte; es war eine zweitägige Reise bis dahin.

Als sie in der Herberge abgestiegen waren, sagte der Verliebte zu seinem Freund: »Suche die Leute des Landes auf und sprich ihre Gastfreundschaft an, doch verrate keinem, weshalb wir gekommen sind. Vor allen Dingen aber suche die vertraute Dienerin

Bahias auf, sage ihr, daß ich hier wäre und daß ich sie bäte, mir eine Begegnung mit ihrer Herrin zu ermöglichen.« Darauf beschrieb er die Dienerin.

Der Freund machte sich auf den Weg, traf die Dienerin und richtete ihr des Freundes Antrag aus.

Nach einer Weile ließ Bahia durch ihre Dienerin sagen:

»Gleich diese Nacht soll die Begegnung stattfinden, bei dem und dem Baum, zu der und der Stunde.«

Diese Botschaft brachte der Freund dem beglückten Liebhaber.

Die beiden jungen Leute fanden sich zur bestimmten Stunde an der bezeichneten Stelle ein. Nach kurzem Warten erschien Bahia. Sobald der Liebhaber sie bemerkte, stürzte er ihr entgegen und drückte sie stürmisch an seine Brust.

Der Liebhaber fragte nun, ob sie nicht Mittel und Wege wüßte, daß sie die ganze Nacht zusammen verbringen könnten, ohne daß ihr Mann etwas merken würde.

Sie antwortete: »Wenn es dir Freude macht, die Nacht mit mir zu verbringen, so wüßte ich wohl ein Mittel, das möglich zu machen.«

»So teile es mir schnell mit.«

Darauf fragte sie: »Ist dein Freund dir ergeben und klug?«

»Ja, ganz und gar.«

»Dann ist es gut.« Darauf erhob sie sich, legte ihre Kleider ab, gab sie dem Freunde, dieser gab ihr dafür die seinen und sie zog diese Männerkleider an, während sie ihn bat, er sollte die ihren anlegen.

Der Liebhaber war sehr erstaunt und fragte: »Was hast du vor?«

Sie winkte ihm zu schweigen und gab dann dem Freunde folgende Erklärungen und Anweisungen: »Geh in mein Haus und lege dich an meine Stelle. Nach dem ersten Drittel der Nacht wird mein Mann zu dir kommen, um den Topf zu holen, in den die Milch der Kamelstuten gemolken wird.

Hebe das Gefäß nicht zu ihm auf, sondern laß es in deinen Händen, bis er es holt. Er geht dann zum Melken und kommt nach einer Weile wieder und sagt: ‚Hier ist die Milch.' Nimm den Topf aber erst, wenn er das zweimal gesagt hat. Dann nimm ihm den Topf ab, oder vielmehr laß ihn selbst das Gefäß auf den Boden stellen. Du wirst ihn dann nicht mehr bis zum Morgen sehen. Steht der Topf auf der Erde, hat sich mein Mann entfernt, so trinke ein Drittel der Milch und stelle dann den Topf wieder an seinen Platz.«

Der Freund ging und tat, wie sie geheißen hatte. Aber unglücklicherweise zog er, als der Mann den Topf niedersetzen wollte, zu früh seine Hände fort; der Mann, in der Meinung, der Topf würde gehalten, ließ das Gefäß los, so daß es zu Boden fiel und zerbrach. Der Mann glaubte natürlich, er hätte seine Frau vor sich und schrie: »Bist du verrückt geworden?« Dann nahm er einen Stock, schlug auf sie ein, bis er zerbrach, nahm einen zweiten und versetzte ihr damit noch fünfzig Hiebe, so daß dem unglücklichen Freund fast das Kreuz zerbrach.

Die Mutter und die Schwester Bahias kamen heran, um ihn den Händen des Rasenden zu entreißen. Endlich gelang es den Frauen, den zornigen Mann aus dem Zimmer zu bringen. Die Mutter kehrte zurück und tröstete den Weinenden, in dem sie natürlich ihre Tochter vor sich zu sehen glaubte. Er konnte bei dem Redeschwall, den sie auf ihn niedergehen ließ, kein Wort hervorbringen und begnügte sich damit, zu schluchzen und zu weinen. Endlich sagte die Mutter: »Vertraue Gott und gehorche deinem Mann! Dein Liebhaber kann jetzt nicht zu deinem Tröste kommen, aber ich will dir deine kleine Schwester schicken, die bei dir bleiben soll.«

Mit diesen Worten ging sie von dannen.

Die Schwester Bahias kam in der Tat, und sie spendete dem geschlagenen Freunde reichlich Trost und verwünschte den, der ihn so geschlagen hatte. Sie weinte und er hüllte sich in Schweigen. Er fühlte bald, daß sich ihr Herz für ihn erwärmte. Auch hatte er schon gemerkt, daß sie von hoher Schönheit war und alle weiblichen Vorzüge in sich vereinigte. Sie glich dem Monde in einer Vollmondnacht.

Er verschloß ihren Mund mit seiner Hand, um sie am Sprechen zu hindern und sagte: »Meine Taube, ich bin nicht die, für welche du mich hältst Deine Schwester Bahia weilt jetzt bei ihrem Freund, ich aber habe aus Gefälligkeit gegen meinen Freund der Gefahr getrotzt, um ihnen beiden zu ermöglichen, daß sie in Liebe einander erfreuen können. Willst du mich dafür nicht unter deinen Schutz nehmen? Machst du bekannt, wer ich bin, dann fällt deine Schwester in Schande und Verachtung. Ich habe schon mein Teil von diesem Unglück; das Unheil falle dann auf euch zurück.«

Darauf zitterte das junge Ding wie ein Zweig im Winde aus Angst vor dem, was ihrer Schwester bevorstand, wenn die Welt erführe, was geschehen war. Dann aber gab sie sich dem jungen Mann hin und sie verbrachten den Rest der Nacht in vollster Glückseligkeit. In ihren Armen vergaß er die empfangenen Schläge.

Nun brach er auf, um wieder mit seinem Freunde zusammenzutreffen. Als Bahia ihn fragte, wie alles gegangen wäre, antwortete er: »Frag deine Schwester, ob sie zufrieden ist.«

Dann tauschten sie wieder die Kleider und die beiden Freunde reisten ab. Sie hatten einer dem anderen viel zu erzählen.

Auch diese Geschichte ist ein Beispiel für den Listenreichtum der Frauen.

Wie ein listenreicher Mann hintergangen wurde

Es war einmal ein Mann, der rühmte sich, er hätte alle Ränke und Listen der Frauen, mit denen sie ihre Männer hintergehen, in Erfahrung gebracht, er wäre deshalb sicher, daß ihn keine mehr betrügen und überlisten könnte.

Eine sehr kluge und sehr schöne Frau hörte davon und sie beschloß, diesem Mann, der sich so rühmte, eine unvergeßliche Lektion zu erteilen.

Sie verstand die Bekanntschaft dieses Mannes zu machen und lud ihn zu sich ins Haus ein. Da sie ihm sehr gefiel, hatte er sich beeilt, ihrer Einladung Folge zu leisten. Als er kam, fand er eine herrliche Mahlzeit mit den köstlichsten Speisen und edelsten Weinen angerichtet.

Sie hatte ihre prächtigsten Gewänder angelegt, hatte sich gesalbt und parfümiert, so daß sie die erregendsten Wohlgerüche ausströmte. Jeder Mann, der ihr gegenübergetreten wäre, hätte von ihrer Schönheit hingerissen sein müssen.

Die Frau aber stellte sich, als hätte sie große Angst, daß ihr Mann jeden Augenblick zurückkommen könnte. Dieser Mann galt in der ganzen Stadt als ein sehr stolzer, eigenwilliger Herr. Sicherlich hätte er jeden Liebhaber, den er bei seiner Frau erwischt hätte, auf der Stelle getötet.

Während nun die Frau und ihr Besuch sich unterhielten, wurde plötzlich an die Haustür gepocht.

Die Frau rief: »Das ist ganz sicher mein Mann, der zurückkommt!«

Das Herz des Liebhabers war natürlich von großer Unruhe erfüllt. Die Frau verbarg ihn zitternd in einem Schrank, den sie abschloß. Sie steckte den Schlüssel in ihre Tasche. Dann erst öffnete sie die Tür.

Als der eintretende Mann die festlichen Zubereitungen der gedeckten Tafel sah, fragte er erstaunt, was das bedeuten sollte.

»Das, was du siehst«, war die Antwort.

»Und wem gilt das?«

»Meinem Liebhaber, den ich bei mir habe.«

»Wo ist der Kerl?«

»Dort im Schranke.« Bei diesen Worten zeigte sie auf den Schrank, in dem der zitternde Freund verborgen saß.

Der Ehemann erbebte, ging auf den Schrank zu, fand aber seine Tür verschlossen.

Er schrie: »Wo ist der Schlüssel?«

Sie antwortete: »Hier!« Dabei warf sie ihm den Schlüssel zu.

Aber als der Mann den Schlüssel ins Schloß steckte, brach sie in ein lautes Gelächter aus. Als der Mann, sich umwendend fragte, warum sie so lache, antwortete sie: »Weil ich sehe, daß du nicht mehr bei Sinnen sein mußt. Glaubst du, daß ich dir sein Versteck verraten hätte, wenn wirklich ein Liebhaber bei mir wäre? Ich wollte dir nur mit dem guten Mahl eine Überraschung bereiten, wollte mir auch, das gestehe ich dir gern, einen Scherz mit dir machen. Hätte ich einen Liebhaber, ich wüßte es schon so einzurichten, daß uns niemand überraschte und daß er niemals gefunden würde.«

Der Mann kehrte darauf an den Tisch zurück, ohne den Schrank geöffnet zu haben und sagte: »Ich bin auf deinen Scherz eingegangen, denn ich habe keinen Zweifel in deine Tugend und Aufrichtigkeit gesetzt.«

Dann speisten sie und gaben sich fröhlich den Freuden der Liebe hin.

Es dauerte sehr lange, bis der Mann endlich ging und bis die Frau den eingesperrten Verliebten aus seinem Schranke erlösen konnte. Sie fand ihn ganz verstört. In seiner Angst, gefunden und getötet zu werden, hatte er sich alle Kleider arg besudelt.

Als er hervorkroch, sagte sie zu ihm: »Nun, was sagst du jetzt, du Kenner aller weiblichen Listen?«

»Jetzt bin ich überzeugt, daß eure Listen unerschöpflich sind«, sagte der Mann und machte sich, vom Gelächter der Frau geleitet, aus dem Staube.

Auch diese Geschichte zeigt dir die unergründliche List der Frau.

Geschichte vom überraschten Liebhaber

Da war eine Frau, die hatte einen Mann von rohem und jähzornigem Charakter. Eines Tages, als sie gerade mit ihrem Liebhaber zusammen war, kam der Mann unerwartet von einer Reise zurück und sie hatte gerade noch Zeit, ihren Freund unter dem Bett zu verbergen. Sie mußte ihn in dieser Lage lassen, denn ihr kam keine Erleuchtung, wie sie ihn sonst aus dem Hause befördern sollte.

In ihrer Unruhe und Sorge trat sie einmal vors Haus und vertraute sich einer Nachbarin an, die, wie sie wußte, sehr geschickt und gewandt war.

Diese sprach zu ihr: »Kehre ins Haus zurück; ich werde es schon fertig bringen, daß dein Geliebter heil und gesund aus dem Hause kommen kann. Mach' dir keine Sorgen.«

Nach einer Weile kam diese Nachbarin wie auf Besuch ins Haus.

Die Frau hatte das Nachtmahl hergerichtet und lud die Nachbarin ein. Die Frau saß vor ihrem Manne, die Nachbarin dem Bett gegenüber. Während des Essens fing die Frau an, Geschichten und Schwanke von der List der Frauen zu erzählen und der Liebhaber unterm Bette hörte alles, was gesprochen wurde.

Nach einer Weile erzählte die Nachbarin folgendes:

»Eine Frau hatte einen Freund, der sie zärtlich liebte. Dieser Freund besuchte sie eines Tages in Abwesenheit ihres Mannes und plötzlich geschah es, daß der Mann unerwartet zurückkam. Sie wußte keinen besseren Ort, um ihn zu verbergen, als den Raum unterm Bett. So bat sie ihn denn, sich unters Bett zu legen. Dann setzte sie sich, als ihr Mann eingetreten war, neben ihn und bot ihm einige Erfrischungen an. Auch tanzte sie vor ihm und suchte mit allerlei Scherzen und Spielen sein Herz zu erfreuen. Mitten im Spiel nahm sie ein Tuch, verband dem Mann die Augen und gab dem Liebhaber ein Zeichen, zu entwischen, was ihm auch zum Glück gelang.«

Alle lachten bei dieser Erzählung, und die Frau, die sehr lustig geworden war, nahm nun ihrerseits ein Tuch, verband ihrem Mann unter großem Gelächter die Augen und sagte dazu: »Mit dieser List also ist der Liebhaber unter den Augen des Gatten entkommen!«

Der Liebhaber unterm Bett nahm seinen Vorteil wahr, kroch hervor und verschwand, vom fröhlichen Gelächter der beiden Frauen begleitet. Der betrogene Mann, der keine Ahnung hatte, was geschah, lachte vergnügt mit.

Wenn du das überdenkst, magst du ermessen, wie groß der Frauen Listen sind.

Zwölftes Kapitel

Was für Frauen und Männer zu wissen nützlich ist

Wisse, Vezier (Gott mache dich barmherzig!), daß die in diesem Kapitel vorgebrachten Ratschläge von großem Nutzen für jedermann sind; nur in diesem Werke allein sind sie aufgezeichnet. Das Wissen um die Dinge ist dem Nichtwissen wahrlich vorzuziehen. Das Wissen kann schlecht sein, aber das Nichtwissen ist schlimmer.

Hier handelt es sich um die Wissenschaft von der Frau und um Dinge, welche im allgemeinen unbekannt sind.

Es lebte einmal eine Frau mit Namen Moärbeda. Sie war allgemein bekannt dafür, daß sie alles Wissen der Zeit besaß. Sie war eine Philosophin. Eines Tages legte man ihr die folgenden Fragen vor, auf welche sie die hier verzeichneten Antworten gab.

»Wo ist bei der Frau der Sitz der Seele?«

Sie antwortete: »Zwischen den Schenkeln.«

»Der Sitz der Wollust?«

»Ebendort.«

»Der Sitz der Liebe und des Hasses zu den Männern?«

Sie antwortete: »In der Scham«, und fuhr fort: »Dem Geliebten schenken wir unsere Scham, den Gehaßten aber halten wir von ihr fern. Wenn wir lieben, teilen wir mit dem Geliebten was wir haben, oder wir sind mit dem Wenigen zufrieden, das er zu schenken vermag. Ist er ohne Vermögen, so nehmen wir ihn trotz seiner Armut als Freund an. Denjenigen aber, den wir hassen, weisen wir ab, böte er uns auch alle Herrlichkeiten und Reichtümer der Welt.«

»Wo haben Bewußtsein, Liebe und Geschmack bei der Frau ihren Sitz?«

»Im Auge, im Herzen und in der Scham.«

Als man eine Erklärung begehrte, antwortete sie: »Im Auge wohnt das Bewußtsein der Frau, denn das Auge der Frau ist es, das die Schönheit der Formen und die äußeren Vorzüge eines Mannes zu schätzen weiß. Durch das Auge dringt die Liebe in das Herz, von dem sie Besitz ergreift, das sie sich völlig untertänig macht, ist sie einmal darin. Eine verliebte Frau verfolgt den Gegenstand ihrer Liebe und legt ihm Fallstricke. Wenn sie Glück hat, so werden sich ihre Scham und der Gegenstand ihrer Liebe begegnen. Die Scham probt ihn aus und erfährt, ob er süß oder bitter ist: die Scham ist es, die durch ihre Art das Gute vom Bösen zu unterscheiden weiß.«

»Welche Art Glieder haben die Frauen am liebsten? Welche Frauen lieben den Beischlaf am meisten, welche aber verabscheuen die fleischliche Gemeinschaft? Welchen Männern geben die Frauen den Vorzug, welche aber weisen sie ab?«

Sie antwortete: »Nicht alle Frauen haben eine Scham von gleicher Form, auch sind große Unterschiede zwischen ihnen in der Art des Liebesgenusses sowie in den Dingen, die sie schätzen und verabscheuen. Dasselbe gilt für die Männer, sowohl für die Formen ihres Organs wie für ihren besonderen Geschmack. Eine sehr beleibte Frau schätzt ein kurzes und zugleich dickes Glied, weil ihre Gebärmutter nicht tief liegt, denn ein solches Glied füllt ihre Scheide, ohne den Grund zu erreichen. „Wäre das Glied lang und dick, so könnte sie sein Eindringen nicht ertragen. Die Frau aber, deren Gebärmutter weit vom Munde ihrer Scham entfernt liegt, deren Scheide also tief ist, liebt nur ein Glied, das lang und dick ist und ihre Scheide ganz und gar ausfüllt. Sie weist ohne Erbarmen einen Mann mit kleinem und dünnem Gliede zurück, denn mit einem solchen kann die Begattung sie nicht befriedigen.

Folgende Temperamente gibt es bei den Frauen: das gallige (cholerische), das melancholische, das sanguinische, das dickflüssige und das gemischte Temperament. Die Frauen von galligem und melancholischem Temperament lieben den Beischlaf nicht sehr; nur Männer gleichen Temperamentes werden von ihnen geschätzt. Die Frauen von sanguinischem oder dickflüssigem Temperament lieben dagegen die Begattung sehr. Auch sie schätzen nur die Männer gleichen Temperamentes. Wäre eine solche Frau mit einem galligen oder melancholischen Mann verheiratet, so führten sie ein elendes Dasein. Was die gemischten Temperamente angeht, so haben sie weder eine ausgesprochene Vorliebe für, noch eine ausgesprochene Abneigung gegen den Beischlaf.

Man hat beobachtet, daß kleine Frauen begehrlicher und für das männliche Glied mehr entbrannt sind als Frauen von großem Wuchs. Nur ein dickes und langes Glied ist ihnen recht; dieses schafft ihnen bei der Begattung des Daseins höchste Lust.

Es gibt auch Frauen, die den Beischlaf nur lieben, wenn er am Rande, nicht im Innern der Scham vollzogen wird. Streckt sich ein Mann auf ihnen aus, um sie zu begatten, will er sein Glied in ihre Scheide einführen, so ziehen sie es mit der Hand zurück und geben ihm zwischen ihren Schenkeln einen Platz.

Ich habe aber guten Grund zu glauben, daß dies nur für junge Mädchen und für solche Frauen gilt, die noch nicht an den Mann gewöhnt sind. Allah soll uns vor Frauen bewahren, die mit einem solchen Mangel des Gefühls behaftet sind, ebenso vor denen, die sich einem Mann nicht hingeben können, auch vor solchen, denen die Berührung des Mannes untersagt ist oder die sich ihm unmöglich hingeben können.

Unter den Frauen befinden sich solche, die dem Mann nur gehorsam sind und sich nur dann zur Begattung bereitfinden, wenn sie geschlagen und schlecht behandelt werden. Manche schreiben diese Erscheinung der Abneigung zu, die solche Frauen entweder gegen den Mann oder gegen den Beischlaf empfinden, aber das ist ein Irrtum, denn es handelt sich in einem solchen Falle um eine Frage des Temperamentes und des Charakters.

Dann wieder gibt es Frauen, die sich gleichgültig gegen den Beischlaf verhalten, da all ihre Gedanken sich auf die Herrlichkeiten dieser Welt richten, auf Ehren, auf das Erreichen ehrgeiziger

Ziele, auf geschäftliche Sorgen und Erfolge. Bei anderen beruht diese Gleichgültigkeit in der Reinheit des Herzens, auf Regungen der Eifersucht, auf tiefer Liebe zu den Dingen der anderen, kommenden Welt, auch wohl in tiefen Sorgen und großem Kummer. All diese Zustände der Seele vertreiben bei den Männern wie bei den Frauen die Gedanken, die Wünsche nach geschlechtlicher Lust. Auch hängt ja die Lust der Frau bei der Begattung nicht nur von der Gestalt des männlichen Gliedes, sondern auch von der Beschaffenheit ihres eigenen Organes ab. Unter diesen ist, was die Form angeht, el mortebä, die Viereckige, oder el mortafa, die Vorspringende, zu erwähnen. Eine solche Scham tritt, drückt die Frau ihre Schenkel zusammen, nach allen Seiten hervor; das ist ihre Besonderheit. Eine solche Scham brennt vor Liebesverlangen, ihre Spalte ist eng, und man nennt sie auch el keulihimi, die Gepreßte. Die Frau, die eine solche Scham besitzt, will nur ein dickes Glied haben, das alle ihre Wünsche erfüllt. – Das ist übrigens bei allen Frauen so. Was den Geschmack der Männer am Beischlaf betrifft, so ist auch er verschieden, ganz ihren Temperamenten entsprechend, deren man fünf zählt, gleich den Temperamenten der Frauen, nur mit dem Unterschied, daß der Frauen Begehren nach dem Gliede größer ist als das des Mannes nach der weiblichen Scham.«

»Was sind die Fehler der Frauen?«

Die Philosophin antwortete: »Die schlechteste Frau ist die, welche sich laut beklagt, wenn ihr Mann, um die Bedürfnisse des Lebens zu bestreiten, ihr Vermögen angreifen will. Nicht andere ist eine Frau anzusehen, die sich beeilt, Geheimnisse ihres Mannes zu verbreiten.«

»Gibt es noch andere?« fragte man sie.

Sie antwortete: »Die Frau von eifersüchtigem Wesen, eine solche, die mit ihrer Stimme stets die Stimme ihres Mannes übertönen will, eine, die Lärm, eine die ein saures Gesicht macht, jene, die ganz vom Verlangen erfüllt ist, den Männern ihre Schönheit zu zeigen und deshalb nicht im Hause bleiben mag. Dazu will ich dieses bemerken: wenn du einsiehst, daß eine Frau beständig lacht und sich außerhalb des Hauses aufhält, so kannst du sie für eine ausschweifende Hure halten.

Dann kann man noch diese Frauen schlecht nennen: die sich mit den Angelegenheiten fremder Leute beschäftigen, die immerzu klagen und jammern, die das Vermögen ihres Mannes bestehlen, die von Natur ein unerfreuliches Temperament haben und für empfangene Wohltaten wenig dankbar sind. Schlecht sind auch diejenigen, die sich vom Ehebett fernhalten oder die durch ihre körperliche Lage im Bett ihren Männern unbequem sind. Schließlich jene, deren Sinn auf Betrug, Verrat, Verleumdung und List gerichtet ist.

Dann gibt es andere, denen nichts gelingt, was sie beginnen und unternehmen. Andere sind stets auf Verrat und Tadel des Mannes aus, wieder andere fordern nur dann den Mann zur Erfüllung der ehelichen Pflicht auf, wenn es ihnen selbst gerade paßt, andere machen Lärm im Bett, schließlich gibt es auch solche, die unverschämt, dumm, geschwätzig und neugierig sind. Das sind die schlechtesten unter den Frauen.«

Dreizehntes Kapitel

Die Ursachen der Wollust beim Zeugungsakte

Wisse, Vezier (Gott mache dich barmherzig!), daß es sieben Gründe gibt, aus denen die Leidenschaft für den Beischlaf kommt: eine große Liebe, Überfluß an Samen, Nähe des geliebten Gegenstandes, dessen Besitz ersehnt wird, Schönheit des Gesichtes, passende Ernährung und die Berührung.

Laß dir auch sagen, daß die Ursachen der Begattungsfreuden und die Bedingungen der Wollust zahlreich sind. Dies sind die hauptsächlichsten und besten:

Wärme der weiblichen Scham, ihre Enge, ihre Trockenheit und ihr guter Duft. Fehlt eine dieser Bedingungen, so ist die Wollust nicht vollkommen. Vereinigt aber eine Scheide all diese Eigenschaften, so bedeutet eine jede eine Steigerung der Wollust. Die Feuchtigkeit der Scham stumpft das Gefühl der Nerven ab, die Kühle verringert die Kraft, der üble Geruch endlich und zu große Weite der Scham sind der Lust hinderlich.

Jene höchste Wollust, die sich aus der gewaltig-ungestümen und reichlichen Ejakulation ergibt, hängt von einem Umstand ab: von der Notwendigkeit, daß die weibliche Scham mit einer Pumpe versehen ist, denn diese ist es, die sich an das männliche Glied klammert und den Samen unwiderstehlich an sich zieht, mit einer Kraft, die der des Liebhabers zu vergleichen ist. Ist des Mannes Glied vom Munde der Pumpe erfaßt, so vermag er den Erguß nicht mehr zu verhindern, denn wie die Pumpe sich des Kopfes des gegen sie andrängenden männlichen Gliedes bemächtigt, so läßt sie das Glied nicht früher los, bis ihm aller Samen entzogen ist. Stellt sich die Wollust beim Manne ein, ohne daß er der Pumpe begegnet wäre, so ist seine Ejakulation unbefriedigend.

Acht Dinge gibt es, die Kraft zum Beischlaf verleihen und ihn begünstigen. Dies sind: körperliche Gesundheit, ein von jedem Kummer unbeschwertes Herz, das Fernhalten jeder übergroßen geistigen Anstrengung, eine heitere, übermütige Stimmung, eine gute Nahrung, Reichtum, die Verschiedenheit der Gesichter der Frauen wie die Verschiedenheit ihrer Gesichtsfarbe.

Willst du Kräfte zum Beischlaf erlangen, so nimm Früchte des Mastix-Baumes, mahle sie und vermische das Pulver mit öl und Honig, dessen Schaum entfernt wurde. Nimm das Ganze in nüchternem Zustand: dann wirst du Kraft für den Beischlaf erhalten, auch wird sich reichlich Samen bei dir bilden.

Denselben Erfolg hat eine Einreibung des Gliedes und der Scham mit der Galle des Schakals. Eine solche Einreibung gibt den Organen eine erhöhte Kraft.

Ein Gelehrter namens Djenilouss hat gesagt: »Wer sich zum Beischlaf nicht stark genug fühlt, trinke vor dem Einschlafen ein Glas dicken Honig, auch soll er zwanzig Mandeln und hundert Fichtensamen essen. Das soll er drei Tage lang tun. Er kann auch Zwiebelsamen zerstoßen, ihn durchsieben und ihn dann mit Honig vermischen. Diese Mischung ist nüchtern zu nehmen.«

Ein Mann, der sich für den Beischlaf Kraft verschaffen will, kann auch Fett aus dem Höcker des Kamels auslassen und sich damit das Glied vor dem Akte einreiben. Es wird ihn sehr kräftigen und die Frau wird keinen Grund zur Klage haben.

Wer die Wollust noch mehr steigern will, kaue etwas Kubebenpfeffer oder Kardamomensamen der großen Art, dann bringe er ein gewisses Quantum von diesem zerkauten Samen auf den Kopf des Gliedes und vollziehe dann den Beischlaf. Auf diese Art werden beide, Mann und Frau, einen unvergleichlichen Genuß haben. – Eine Salbe aus Judas- oder Mekkabalsam hat eine ähnliche Wirkung.

Wer sich ganz besonders kräftigen will, zerstoße sorgfältig Bertram (Anthemis pyrethrum) mit Ingwer (Amomum zingiber), mische sie und zerstoße sie gelind mit türkischer Hollundersalbe;

damit reibe man sich den Unterleib, die Hoden und die Rute ein. Damit wird viel Feuer für den Beischlaf hervorgerufen.

Auch der wird sich für den Liebesakt gut vorbereiten und seine Samenmenge vermehren und sich kräftige Erektionen verschaffen, der Chrysokolla (Berggrün, Goldleim, Borax) sowie ein Senfkorn ißt.

Der Gebrauch dieses Mittels versetzt in eine sehr große Aufregung und die Fähigkeiten, den Beischlaf auszuüben, werden sich gewaltig steigern.

Wer die Liebesglut der Frau steigern will, nehme etwas Kubebe, Bertram, Ingwer und Zimtbaumrinde und kaue es im Augenblick vor der Begattung; dann reibe er sein Glied mit seinem Speichel ein und vollziehe den Akt. – Dann wird seine Frau in solche Leidenschaft versetzt werden, daß sie ihn keinen Augenblick mehr loslassen wird.

Reibt man das männliche Glied mit Eselsmilch ein, so wird es unvergleichliche Kraft gewinnen.

Kocht man Kichererbsen und Zwiebeln zusammen und bestreut man diese Mischung mit pulverisiertem Zimt, Ingwer und Kardamomensamen, so wird, wenn man davon ißt, sich die Liebesglut gewaltig steigern und man wird für den Akt große Kraft gewinnen.

Vierzehntes Kapitel

Die Gebärmutter unfruchtbarer Frauen und ihre Behandlung

Wisse, Vezier (Gott mache dich barmherzig!), daß vor dieser Materie die gelehrten Ärzte in ein wahres Meer der Schwierigkeiten geraten sind, denn ein jeder hat die Sache mit anderen Augen angesehen. Die Ansichten über diesen Gegenstand sind zahlreich und sehr verschieden, und die ganze Frage ist voll von Zweifeln.

Unter den Ursachen der weiblichen Unfruchtbarkeit wollen wir anführen: Verstopfung des Uterus mit geronnenem Blut, Anhäufung des weiblichen Wassers, fehlender Samen beim Mann, fehlerhafter Bau des männlichen Organs, innere Krankheiten der Gebärmutter, Stockung der Menstruation und der Harnausscheidung, Gebärmutteransteckung, häufig vorkommende Gasansammlung in diesem Organ und verdorbener monatlicher Abfluß. Andere führen die weibliche Unfruchtbarkeit auf einen bösen Geist und ein unheilvolles Schicksal zurück. Unfruchtbarkeit findet sich auch oft bei beleibten Frauen, deren Gebärmutter durch ihre Körperfülle zusammengedrückt ist, so daß sie unfähig ist, den männlichen Samen aufzunehmen, besonders, wenn das Glied des Mannes kurz ist und seine Hoden zu sehr im Fett liegen. Unter solchen Umständen kommt der Begattungsakt nur unvollkommen zustande.

Ein in ein Stück Leinwand getanes Stück Mark aus dem Kamelhöcker, mit dem sich die Frau ihre Geschlechtsteile einreibt, wenn die Menstruation vorüber ist, gilt als Mittel gegen die Unfruchtbarkeit. Um das Mittel ganz wirksam zu machen, nehme sie zu gleicher Zeit einige Früchte der Schakaltraube, drücke ihren Saft in ein Gefäß, füge etwas Essig hinzu und trinke von diesem

Mittel nüchtern sieben Tage lang. Während dieser Zeit soll der Mann den Beischlaf ausüben.

Auch kann die Frau eine kleine Menge von Sesamsamen zerstoßen, bis der Saft austritt, diesen mit Pulver aus Wacholderharz und einer Bohne vermischen und drei Tage davon trinken, wenn die Menstruation aufgehört hat. Dann ist sie fähig, die Begattung zu empfangen.

Das erste der angegebenen Getränke ist allein an erster Stelle zu nehmen, darauf das zweite, das, wenn es Allah gefällt, eine heilsame Wirkung ausüben wird.

Noch ein anderes Mittel sei hier genannt: man mache ein Gemisch aus Salpeter, aus Schaf- und Kuhgalle, aus einer kleinen Menge jener Pflanze, die el meusk (Tuberose) genannt wird, auch nehme man von ihrem Samen. In diese Mischung tauche die Frau ein zartes Wollbäuschchen und reibe sich nach der Menstruation die Scham damit ein. Dann lasse sie sich von ihrem Mann begatten; beliebt es Allah, wird sie dann schwanger werden.

Fünfzehntes Kapitel

Mittel, eine Fehlgeburt hervorzurufen

Wisse, mein Vezier, die Mittel, eine Fehlgeburt und die Entfernung des Fötus aus dem Mutterleib hervorzurufen, sind ohne Zahl. Von diesen Mitteln will ich aber nur jene angeben, die ich versucht und gut erprobt habe, damit jeder weiß, wag gut und was schädlich ist.

Da will ich zuerst von der Krappwurzel sprechen.

Ein kleines Quantum dieser Wurzel, frisch gepflückt oder auch getrocknet – doch ist sehr darauf zu achten, daß die getrocknete Wurzel, wenn man sie einführen will, gut angefeuchtet ist, damit sie besser eindringen kann – verdirbt den Samen des Mannes und tötet den Fötus dadurch, daß sein Abgang und das Eintreten der Menstruation hervorgerufen wird, wenn diese Wurzel in die Scheide eingeführt wird. Der gleiche Erfolg wird erzielt, wenn die Frau auf nüchternen Magen den ausgekochten Saft dieser Wurzel trinkt und sich äußerlich die Scheide damit befeuchtet.

Dämpfe von gebranntem Kohlsamen, mittels eines Schilfrohres in die Scheide geführt, lassen den Fötus herausfallen.

Nun will ich vom Alaun sprechen.

Führt man Alaun in die Scheide und gibt man davon vor dem Akt auf das männliche Glied, so wird die Empfängnis verhütet, denn dadurch wird verhindert, daß der Samen in den Uterus dringt. Der Alaun hat die Eigenschaft, die Scheide zusammenzuziehen und auszutrocknen. Wird aber Alaun zu oft angewandt, so hat er die üble Folge, daß die Frau ganz unfruchtbar wird, und daß sie überhaupt die Fähigkeit zu empfangen, verliert.

Bestreicht sich der Mann beim Akt das Glied mit Teer, so nimmt er dem Samen die Zeugungsfähigkeit. – Dies ist das wirksamste von allen Mitteln. Bringt die Frau während ihrer Schwangerschaft etwas Teer in die Scheide, so wird sie unfruchtbar, während ihr dadurch im Uterus getötetes Kind tot zur Welt gebracht wird.

Trinkt eine Frau ein kleines Gemäß Saft von einem Lorbeerbaum der großen Art mit etwas Pfeffer, so kommt ihre Regel wieder und der Uterus gibt das geronnene Blut heraus, das sich manchmal in diesem Organ befindet. Gebraucht sie dieses Mittel während der Schwangerschaft, so tritt der Embryo heraus. Kommt sie zufällig nieder, so hat jenes Mittel die Eigenschaft, alle schadhaften Stoffe sowie die Nachgeburt schnell und leicht aus ihrem Körper zu entfernen.

Trinkt eine Frau groben Zimt, vermischt mit roter Myrrhe und führt sie ein mit dieser Mischung getränktes wollenes Bäuschchen in die Scheide, so wird die Frucht getötet und geht unter Allahs Beistand ab.

Stirbt der Fötus zufällig im Leibe, so treibt ihn ein Absud von gelben Levkoienblumen gefahrlos ab.

Alle diese Mittel sind wirksam und ihr Erfolg ist sicher.

Sechzehntes Kapitel

Ursachen der männlichen Impotenz

Wisse, mein Vezier (Gott mache dich barmherzig!), es gibt Männer, deren Samen durch angeborene körperliche Fehlerhaftigkeit, infolge organischer Erkrankungen oder eitriger Ausflüsse oder Fiebererscheinungen verdorben ist. Es gibt auch Männer mit einer verbogenen Rute, deren Harngang nach unten ausmündet. Das hat zur Folge, daß bei der Ejakulation der Samen nicht nach vorn geschleudert wird, sondern nach unten fällt.

Andere wieder haben ein zu kurzes und zu kleines Glied, um den Uterus zu erreichen, oder sie haben Blasengeschwüre oder Schwächezustände, die an der Begattung hindern.

Bei anderen Männern stellt sich der Orgasmus vor dem der Frau ein, so daß beide Ergüsse nicht gleichzeitig sind; dann kann keine Empfängnis eintreten.

Durch diese Umstände wird erklärt, warum die Frauen so selten empfangen, doch die häufigste von allen Ursachen ist die geringe Länge des männlichen Gliedes.

Auch der schroffe Übergang von Wärme zur Kälte und umgekehrt ist eine Ursache der Impotenz, die noch viele andere ähnliche Ursachen hat. Manchmal ist eine Heilung möglich, aber oft ist jede Behandlung ohne Erfolg.

Aussicht auf Heilung haben jene Männer, deren Impotenz entweder auf einem verdorbenen Samen beruht, die durch ihre angeborene Zeugungsunfähigkeit oder durch organische Erkrankungen, durch Ausflüsse, fieberhafte Zustände und andere ähnliche Übel bedingt sein kann, oder auf zu schnell eintretenden Ejakulationen.

Solche Männer sollen anregende Pasteten essen, gewürzt mit

Honig, Ingwer, Bertram, Essigsirup, Nieswurz, Knoblauch, Zimt, Muskatnuß, Kardamome, Sperlingszungen, chinesischem Zimt, langem Pfeffer und anderen Gewächsen. Dann werden sie geheilt werden.

Was die anderen angeführten Übel betrifft: Verbiegung des Harnkanals, ein zu kleines Glied, Blasengeschwüre und jene Zustände der Schwäche, die den Beischlaf verhindern, so kann nur Allah sie heilen.

Siebzehntes Kapitel

Das Aufknüpfen der Nestelschnüre

Wisse, mein Vezier, daß die Impotenz drei Ursachen hat:
Die Verknüpfung der Nestelschnüre.
Ein schwaches, weibisches Temperament.
Eine zu sehr beschleunigte Ejakulation.

Zur Heilung verknüpfter Nestelschnüre muß man Galgant, Zimt von Mekka, Gewürznelke, indischen Cachou, Muskatnuß, indische Kubebe, Sperlingszunge, Zimt, persischen Pfeffer, indische Distel, Kardamome, Bertram, Lorbeersamen und Levkoienblumen nehmen.

All diese Stoffe müssen sorgfältig zerstoßen werden. Dann soll man davon nehmen, soviel man kann, morgens und abends, und zwar in Täubchenbrühe. Auch Hühnerbrühe kann ohne Nachteil und Schaden verwandt werden. Vor und nachher soll man Wasser trinken. Auch Honig kann man hinzufügen oder die ganze Mischung mit Honig nehmen. – Dies ist die beste und wirksamste Methode.

Wer an zu schnellen Ejakulationen leidet, soll Muskatnuß und Weihrauch nehmen, nachdem er eine Mischung daraus gemacht hat, die dann mit Honig genommen wird.

Ist die Impotenz aber durch Schwäche verursacht, so muß man in Honig Bertram, Brennesselsamen, etwas Wolfsmilch (oder Sahadille) grünen Ingwer, Mekkazimt und Kardamome nehmen. Dieses Mittel läßt die Schwäche verschwinden und führt unter Allahs Hilfe zur Heilung.

Für die Wirksamkeit all dieser Medikamente kann ich einstehen, da sie erprobt wurden.

Die Unmöglichkeit, wegen fehlender Steifheit des Gliedes den

Beischlaf zu vollziehen, hat andere Ursachen. Es ereignet sich, daß ein Mann sein erigiertes Glied schlaff werden sieht, gerade wenn er es zwischen die Schenkel einer Frau einführen will. Er denkt dann, daß er impotent wäre, in Wahrheit kommt aber diese Erscheinung durch seelische Erwägungen oder Einflüsse zustande. Es ist entweder ein Gefühl übertriebener Achtung für diese Frau oder eine unangebrachte Scham, oder der Mann hat einen ihm unangenehmen Gegenstand gesehen, einen peinlichen Geruch verspürt, auch kann ihn das Gefühl beeinflussen, daß jene Frau nicht mehr Jungfrau ist und vor ihm schon anderen Männern angehört hat.

Achtzehntes Kapitel

Wie ein kleines Glied vergrößert wird

Wisse, mein Vezier (Gott mache dich barmherzig!), dieses Kapitel, das über die Dicke des männlichen Gliedes handelt, ist für Männer und Frauen von größter Wichtigkeit. Für die Männer, weil für sie von einem dicken und starken Gliede die Zuneigung und Liebe der Frauen abhängt. Für die Frauen, weil sie mit einem solchen ihre Liebesglut stillen und sich die höchsten Wonnen verschaffen.

Diese Tatsache wird dadurch bewiesen, daß viele Männer, die ein kleines Glied haben, für die Frauen, wenigstens was den Beischlaf angeht, ein Gegenstand der Abneigung sind. Dieselbe Abneigung empfinden sie für jene, deren Glied weich, schwach oder schlaff ist. All ihr Glück liegt in einem starken und dicken Gliede.

Hat ein Mann ein kleines Glied, das er vergrößern oder für den Akt kräftigen will, so soll er es vor der Vereinigung mit lauem Wasser einreiben, bis es rot wird und durch den von der Erwärmung herbeigeführten Blutzufluß sich genügend bläht. Dann bestreiche er es mit Honig und eingemachtem Ingwer und reibe es kräftig. Ist es so weit, nähere er sich der Frau. Er wird ihr nach diesen Vorbereitungen eine solche Wollust verschaffen, daß sie ihn nicht mehr von sich lassen will.

Dasselbe Ziel wird erreicht, wenn in mäßigem Quantum eine Mischung von Pfeffer, Lavendelkraut, Galgant und Bisam hergestellt, zu Pulver verrieben, durch ein Haarsieb gesiebt und dann mit Honig und eingemachtem Ingwer vermischt wird. Nachdem das Glied zuerst mit lauem Wasser gerieben worden ist, soll es mit dieser Mischung kräftig eingerieben werden. Ist es nach dieser

Behandlung dick und fleischig geworden, so wird es der Frau ein köstliches Gefühl der Wollust vermitteln.

Ein drittes Mittel: Man reibe das Glied mit lauem Wasser, bis es rot und erigiert geworden ist. Dann nehme man ein Stück dünnes und weiches Leder und bringe Pech darauf; damit wird dann das Glied eingewickelt. Unter dem Einfluß dieses Mittels wird es sogleich sein glühendes Haupt erheben. Das Leder lasse man solange, bis das Pech erkaltet und sich das Glied wieder beruhigt hat. Nach einigen Wiederholungen wird das Glied stark und dick geworden sein.

Ein viertes Mittel beruht auf Anwendung von Blutegeln in genügender Zahl, doch müssen es solche sein, die im Wasser leben. Man fülle mit solchen Tieren eine Flasche und tue Öl über sie. Dann setze man die Flasche in die Sonne, bis sich alles vermischt hat. Dann nehme man von diesem Öl und reibe eich damit das Glied mehrere Tage nacheinander ein. Dadurch gewinnt es stattliche Größe und bedeutenden Umfang.

Auch den Gebrauch eines Eselgliedes vermag ich zu empfehlen. Man verschaffe sich solch ein Glied, füge Zwiebel hinzu und koche es mit viel Getreide. Dann füttere man Hühner damit und esse diese selbst. Man kann auch das Glied eines Esels in öl einweichen, dieses Öl trinken und sich mit dem Öl die Rute bestreichen.

Man kann auch Blutegel in Öl zerstoßen und sich mit dieser Salbe die Rute einreiben. Man kann sie auch, wenn man das vorzieht, in eine Flasche bringen, die man mit warmem Mist solange eingräbt, bis eine dickflüssige Masse entsteht, mit der man sich dann das Glied mehrmals einreiben muß; es wird sich dann sehr stolz gebärden.

Man kann auch Fichtenharz und Wachs nehmen, die man mit Pfeifen- oder Orgelkoralle, Asphodille und Schusterleim mischt. Mit dieser Mischung reibe man sich das Glied ein, das sich dann stark vergrößern wird.

Die Wirksamkeit dieser Mittel ist anerkannt und ich habe sie selbst erprobt.

Neunzehntes Kapitel

Wie man üblen Körpergeruch vertreibt und die Scheide zusammenzieht

Wisse, mein Vezier (Gott mache dich barmherzig!), daß der schlechte Geruch der weiblichen Scham und Achselhöhlen, sowie die große Ausdehnung der Scheide die größten aller Übel darstellen.

Will die Frau diesen Geruch beseitigen, soll sie rote Myrrhe zerstoßen und durchsieben, das entstandene Pulver mit Myrtenwasser verkneten und sich mit dieser Salbe ihre Geschlechtsteile einreiben. So wird jede unangenehme Ausdünstung der Scham verschwinden.

Ein anderes Mittel erhält man durch Zerstoßen von Lavendel, der dann mit wohlriechendem Rosenwasser verknetet wird. In diese Mischung tauche man ein Stück Wolle, womit man die Scham bis zur Erwärmung einreibt. Vor diesem Mittel flieht der schlechte Geruch.

Will die Frau die Scheide zusammenziehen, so braucht sie nur Alaun in Wasser aufzulösen und sich mit dieser Lösung die Geschlechtsteile zu waschen. Fügt man dieser Lösung noch einen Aufguß von Nußbaumrinde hinzu, die eine sehr zusammenziehende Wirkung hat, so ist das nur von Vorteil.

Ein anderes Heilmittel besteht darin, in Wasser Johannisbrot zu kochen, ohne Kerne, mit Granatbaumrinde vermischt. In diesem Absud nehme die Frau ein Sitzbad, so heiß, wie sie es nur ertragen kann. Ist das Wasser abgekühlt, so erhitze man es zu einem neuen Bade. – Auch unter der Einwirkung der Dämpfe von verbranntem Rindsmist wird die Scheide zusammengezogen.

Um den schlechten Geruch der Achselhöhlen zu beseitigen,

zerstoße man Antimon und Mastix und bringe dann diese Mischung mit Wasser in einen irdenen Topf. Die Mischung reibt man an die Wände des Topfes, bis sie rot werden; dann kann man sie in die Achselhöhlen reiben, deren schlechten Geruch sie dann vertreiben. – Wird die Salbe oft angewandt, so hilft sie gründlich. Das Mittel ist von sicherem, erprobtem Erfolg.

Das Gleiche wird erreicht, wenn man Antimon und Mastix zusammen zerstoßt, beides über kleinem Feuer brät, bis die Mischung fest wie Brotteig wird; dann zerreibe man die Masse auf einem Stein, bis sie das sie bedeckende Häutchen verliert.

Reibt man sich dann damit die Achselhöhlen ein, so wird der schlechte Geruch bald verschwinden.

Zwanzigstes Kapitel

Über die Schwangerschaft

Wisse, mein Vezier (Gott mache dich barmherzig), die sicheren Anzeichen der Schwangerschaft sind: Trockenheit der Scham unmittelbar nach dem Akt, das Bedürfnis, sich weit auszustrecken, Anfälle großer Schläfrigkeit, schwerer und tiefer Schlaf, eine starke Zusammenziehung der weiblichen Scham, schwärzliche Färbung der Brustwarzen und endlich, als das wichtigste aller Anzeichen, das Ausbleiben der monatlichen Regel.

Hat die Frau ihre Gesundheit nicht verloren, wenn die Schwangerschaft deutlich erkennbar wird, wird sie auch später nicht zu leiden haben. Ist sie von gutem Aussehen, hat sie eine klare Gesichtsfarbe, stellen sich auch keine roten Flecken am Körper ein, so ist dies ein Anzeichen, daß sie einen Knaben gebären wird.

Auch die Röte der Brustwarzen ist ein Zeichen dafür, daß sie einen Knaben zur Welt bringen wird. Dasselbe zeigen starke Entwicklung des Busens und Nasenbluten aus dem rechten Nasenloche an.

Viele Anzeichen geben an, daß die Frau ein Mädchen gebären wird. Davon will ich anführen: häufige Unpäßlichkeit während der Schwangerschaft, eine leidende Gesichtsfarbe, rote Flecken, Gebärmutterleiden, oft wiederkehrendes Alpdrücken, schwarze Färbung der Brustwarzen, das Gefühl, als trüge sie auf der linken Seite des Körpers ein schweres Gewicht, Nasenbluten aus dem linken Nasenloche.

Hat man Zweifel über die Schwangerschaft der Frau, so läßt man sie, wenn sie zu Bett gehen will, Honigwasser trinken. Stellt sich darauf ein Gefühl der Schwere im Unterleib ein, so ist das ein Zeichen für die Schwangerschaft. Ist dabei die rechte Seite schwerer als die linke, so zeigt das an, daß sie mit einem Knaben gesegnet ist. Blähen sich die Brustwarzen durch das Zuströmen der Milch auf, so deutet das ebenfalls auf einen Knaben hin.

Meine Angaben haben gelehrte Männer mir gegeben und sie sind alle zuverlässig.

Einundzwanzigstes Kapitel

Schlußfolgerungen – Über die Wirkung des Genusses von Eiern

Wisse, mein Vezier (Gott mache dich barmherzig!), dieses Kapitel enthält sehr nützliche Anweisungen über die Erhöhung der Kraft beim Beischlaf; der Greis, der fertige Mann wie der Jüngling können ihren Nutzen daraus ziehen.

Hierüber äußert sich der Scheik, der seine Ratschläge den Geschöpfen des hohen Gottes bringt, er, der Weiseste, der Gelehrteste unter seinen Zeitgenossen; vernimm also seine Worte:

Wer jeden Tag das Gelbe von Eiern ohne das Eiweiß ißt, wird in dieser Nahrung eine starke Anregung und Hilfe für den Beischlaf finden. Ebenso der, der drei Tage lang Eigelb mit gehackten Zwiebeln ißt.

Wer Spargel kocht, sie in Fett brät, Gewürze mit zerstoßenem Eigelb dazu gibt und jeden Tag von dieser Speise ißt, wird stark zum Beischlaf werden und darin ein Reizmittel für seine Liebeswünsche finden.

Man schäle Zwiebeln, tue sie in einen Topf mit Gewürzen und brate diese Mischung mit Öl und Eigelb; jeder, der von dieser Nahrung mehrere Tage ißt, wird eine unbeschreibliche Kraft zum Beischlaf erwerben.

Wenn man sich daran gewöhnt, regelmäßig Kamelmilch mit Honig zu trinken, so entwickelt man bei der Begattung eine unermeßliche Kraft. Das Glied eines Mannes, der diese Gewohnheit hat, wird weder bei Tag noch bei Nacht zur Ruhe kommen.

Wer sich einige Tage von gekochten Eiern nährt, denen Myrrhe, Zimt, Pfeffer beigefügt ist, wird eine große Steigerung seiner Kraft erfahren und vieler Erektionen fähig sein. Sein Glied wird so groß werden, wird so in Kraft strotzen, daß es ausschaut, als wollte es nie mehr zur Ruhe kommen.

Wer sich eine ganze Nacht dem Beischlaf ergeben will, doch so plötzlich von diesem Gelüst befallen wird, daß er vorher keine meiner Kostvorschriften mehr erfüllen kann, möge folgendes tun: er verschaffe sich eine so große Anzahl Eier, daß er sich von ihnen sättigen könnte und backe sie in einem Ofen mit frischem Fett und Butter. Sind sie fertig, tauche er sie in Honig und mische alles. Davon esse er soviel ihm möglich ist mit ein wenig Brot, und er wird sehen, daß sein Glied keinen Augenblick Ruhe geben wird.

Das behandeln folgende Verse: »Abou el Heiloukhs Glied blieb in Erregung. Dreißig Tage hindurch; dank der Zwiebeln. Abou el Heidja seinerseits hat in einer Nacht achtzig Jungfrauen genossen, ohne Nahrung zu sich zu nehmen, Nachdem er sich vorher an Kichererbsen gesättigt, auch Honig und Kamelmilch getrunken. Nicht vergessen will ich den Neger Mimoun, dem es glückte, fünfzig Tage hindurch als Gatte ununterbrochen tätig zu sein; wie glücklich war er, eine solche Leistung vollbringen zu können.«

Selbst wenn er noch zehn Tage länger seiner Lust nachgegangen wäre, was dann sechzig Tage ununterbrochenen Beischlafs ausgemacht hätte, wäre er noch nicht gesättigt gewesen. Während dieser Probezeit ernährte er sich nur von Eigelb und Brot, was seine Kräfte unterhielt.

Die Geschichten von Abou el Heiloukh, Abou el Heidja und dem starken Neger Mimoun, die ich eben angedeutet habe, sind mit Recht berühmt und wirklich wunderbar.

So will ich sie dir hier denn erzählen, wenn es Gott gefällt, um damit die Dienste zu vervollständigen, welche dieses Werk der Menschheit zu leisten berufen ist.

Zohras Geschichte

Der Scheik, der Beschützer der Religion (der höchste Gott sei ihm barmherzig!), erzählt, daß in fernen Zeiten einmal «in berühmter König lebte, der über zahlreiche Heere und unermeßliche Reichtümer verfügte.

Dieser König hatte sieben Töchter, ausgezeichnet durch Schönheit und die höchsten Vorzüge. Alle sieben waren eine nach der anderen zur Welt gekommen, ohne daß sich im königlichen Hause ein Knabe eingestellt hätte.

Die Könige jener Zeit wollten diese Prinzessinnen heiraten, doch lehnten sie jeden Freier ab. Sie trugen Männerkleidung, ritten auf herrlich aufgezäumten Pferden, wußten die Waffen ritterlich zu gebrauchen und überwanden alle Ritter im Kampfe. Jede besaß einen herrlichen Palast mit Dienern und Sklaven.

Sobald der König für eine seiner Töchter einen Antrag erhielt, legte er ihnen das Begehren des Bewerbers vor, aber sie antworteten jedesmal: »Nie!«

Daraus wurden die verschiedensten Schlüsse gezogen: die einen dachten gut, die anderen schlecht darüber.

Über die Gründe dieser Handlungsweise vermochte man lange Zeit nichts Sicheres zu erfahren, und die Töchter verharrten bis zum Tode ihres Vaters bei ihrer Gesinnung. Die älteste wurde ihres Vaters Nachfolgerin und erhielt von allen Untertanen den Eid der Treue.

Die Kunde von dieser Thronbesteigung lief durch alle Welt.

Die älteste Tochter hieß Fouzel Djemal (Die Überlegenheit der Schönheit), die zweite Soltana el Agmar (Die Königin der Monde), die dritte Bedräat el Djemal (Die unvergleichliche Schönheit), die vierte Ouarda (Die Rose), die fünfte Mahmouda (Die Lobenswerte), die sechste Kamela (Die Vollkommene) und endlich die siebente Zohra (Die Schöne).

Zohra, welche die jüngste war, hatte auch von allen den entwickeltsten Geist und das sicherste Urteil.

Sie war eine große Freundin der Jagd. Eines Tages, als sie über ein Feld pirschte, begegnete sie einem Edelmann, der von zwanzig Dienern begleitet war und sie begrüßte. Sie dankte.

Er glaubte, eine Frauenstimme zu erkennen, da aber ihr Gesicht halb verdeckt vom Schleier wurde, war er unsicher, und er dachte, er möchte gern wissen, ob eine Frau oder ein Mann ihm begegnet wäre. Er wandte sich mit einer Frage an einen Diener der Fürstin, der seine Zweifel zerstreute. Er näherte sich darauf Zohra und unterhielt sich mit ihr bis zu dem Augenblick, als sie Halt machten, um das Frühstück zu nehmen. Er nahm neben ihr Platz.

Des Edelmanns Hoffnung, die Fürstin würde sich ganz entschleiern, ging nicht in Erfüllung. Sie lehnte sogar zu essen ab, unter dem Vorwande, daß sie gerade Fasttage hielte. So konnte er nur verstohlen die Schönheit ihrer Hand, die Anmut ihrer Gestalt und den seelenvollen Ausdruck ihrer Augen bewundern. Sein Herz ward von großer Liebe zu ihr erfüllt.

Nun begann zwischen beiden folgendes Gespräch:

Der Edelmann: Ist dein Herz für Freundschaft empfänglich?

Zohra: Es ziemt dem Mann nicht, Freundschaft für eine Frau zu hegen. Fassen ihre Herzen eine beiderseitige Neigung, so stellen sich bald begehrliche Gelüste ein. Verleitet sie Satan dann zum Bösen, ist ihr Fall bald aller Welt bekannt.

Der Edelmann: Dies trifft nicht zu, wenn die Neigung echt ist, wenn die Beziehungen rein sind, ohne Verrat, Tücke und Untreue.

Zohra: Gibt eine Frau ihrer Neigung zu einem Manne nach, so wird sie schnell in üble Nachrede kommen und überall verachtet werden. Daraus wird dann für sie Kummer und Leid hervorgehen.

Der Edelmann: Unsere Liebe soll geheim bleiben. Wir werden an diesem abgelegenen Orte, wo wir uns jederzeit unbeobachtet treffen können, Mittel und Wege finden, Beziehungen anzuknüpfen, die für alle Welt ein Geheimnis bleiben.

Zohra: Das geht nicht an. Es würde nicht leicht ins Werk zu setzen sein. Bald würde Argwohn auf uns fallen, aller Augen würden sich auf uns richten.

Der Edelmann: Die Liebe ist die Quelle des Lebens. Begegnungen, Umarmungen, Liebkosungen sind das Glück dieser Welt. Glück ist auch das Opfer des Vermögens, ja des Lebens für den Gegenstand der Liebe.

Zohra: Deine Worte sind liebevoll, dein Lächeln ist Verführung, aber du tust besser, solche Reden zu unterlassen.

Der Edelmann: Deine Worte sind kostbar wie Smaragden, deine Ratschläge sind ernsthaft und aufrichtig. Aber schon hat die Liebe in meinem Herzen Wurzel gefaßt und nichts wird sie ausrotten und ausreißen können. Wenn du dich von hier entfernst, werde ich vor Kummer sterben.

Zohra: Und trotzdem mußt du zu deinem, ich zu meinem Hause zurückkehren. Wenn es Allah gefällt, werden wir uns wiedersehen.

Darauf sagten sie sich Lebewohl und jeder kehrte in sein Haus zurück.

Der Edelmann hieß Abou el Heidja. Sein Vater Kherioun war ein bedeutender und ungeheuer reicher Kaufmann, dessen Wohnung einsam und abgelegen war. Sie befand sich außerhalb der Staaten der Prinzessin und war von ihrem Schlosse eine Tagereise entfernt.

Als Abou el Heidja zu Hause angekommen war, konnte er sich nicht beruhigen, er konnte nicht auf die Prinzessin verzichten. Er zog also seinen Reisemantel wieder an, setzte einen schwarzen Turban auf und gürtete seinen Säbel unter dem Mantel. Dann stieg er zu Pferde und nahm seinen Lieblingsneger Mimoun mit. Dann ritten sie heimlich, unter dem Schutze der Dunkelheit davon.

Sie ritten die ganze Nacht hindurch, ohne Halt zu machen. Die Morgenröte überraschte sie vor dem Schlosse Zohras. Sie machten im Gebirge Halt und traten mit ihren Pferden in eine Höhle, die sie in ihrer Nachbarschaft fanden.

Der Edelmann hatte dem Neger aufgetragen, die Pferde zu versorgen und machte sich dann auf den Weg, um das Schloß gründlich in Augenschein zu nehmen. Es war von einer sehr hohen Mauer umgeben. Er fand keine Möglichkeit, in den eigentlichen Schloßbezirk einzudringen. Darauf zog er sich in eine gewisse

Entfernung zurück, um zu beobachten, wer das Schloß verließe. Aber der Tag ging hin und niemand ließ sich sehen.

Nach Sonnenuntergang setzte er sich, immer beobachtend, an den Eingang der Höhle. Um Mitternacht befiel ihn der Schlaf.

Er war, den Kopf auf den Knien seines Negers, eingeschlafen, als dieser ihn plötzlich weckte.

»Was gibt es?« fragte der Edelmann.

»Mein Herr, ich habe Geräusch in der Höhle gehört, auch sah ich einen schwachen Lichtschein.«

Er erhob sich sogleich, spähte umher und sah in der Tat einen fernen Lichtschein, auf den er sofort zuging. Er kam auf diese Art in einen abgelegenen, tiefer gelegenen Teil der Höhle. Er befahl dem Diener, auf ihn zu warten und stürzte sich in den Schacht, aus dem das Licht hervordrang. Dort fand er ein unterirdisches Geschoß, in das er hinabstieg.

Der Weg war fast ungangbar, denn überall lagen Steine vor seinen Füßen. Endlich gelangte er aber doch an eine Spalte im Felsen, durch welche das Licht deutlicher schimmerte. Er spähte hindurch und sah die Prinzessin Zohra, von ungefähr hundert Jungfrauen umgeben. Sie befanden sich in einem herrlichen Palast, der im Innern des Gebirges angelegt war. Der große Saal war mit den schönsten Möbeln eingerichtet und das Gold blitzte an allen Ecken und Enden. Die Jungfrauen aßen, tranken und gaben sich allen Freuden der Tafel hin.

Abou el Heiidja sagte zu sich selbst: »Ach! Ich habe keinen Freund, der mir in dieser schwierigen Lage hilft.« Unter diesem traurigen Eindruck kehrte er zu seinem Neger zurück und sagte ihm: »Geh sogleich zu meinem Bruder vor Gott, Abou el Heiloukh und sag‘ ihm, daß ich ihn bitten lasse, so schnell als möglich zu kommen.«

Der Diener stieg sogleich zu Pferde und ritt die ganze Nacht hindurch.

Von all seinen Freunden liebte Abou el Heidja Abou el Heiloukh am meisten. Diese beiden jungen Männer galten mit dem

Neger Mimoun für die stärksten und kühnsten Männer ihrer Zeit, und niemand konnte sie in den Wettkämpfen besiegen.

Als der Neger bei dem Freunde seines Herrn angekommen war und seinen Auftrag ausgerichtet hatte, sagte dieser: »Sicherlich! Wir gehören Allah und kehren zu ihm zurück.« Dann stieg er zu Pferde, nachdem er seinen Säbel angelegt hatte. Er nahm seinen Lieblingsneger mit sich und ritt dann mit Mimoun zu der Höhle zurück.

Abou el Heidja ging ihm entgegen, um ihn zu begrüßen und erzählte ihm von seiner Liebe zu Zohra, auch von seiner Absicht, mit Gewalt bei ihr einzudringen. Er unterließ auch nicht zu schildern, wie er in dieser Höhle ein Obdach gefunden hatte und erzählte alles, was er in der letzten Nacht gesehen hatte. Abou el Heiloukh wußte sich vor Staunen nicht zu fassen.

Als die Nacht eingebrochen war, hörten sie Gesänge, lautes Gelächter und fröhliche Gespräche. Abou el Heidja sagte zu seinem Freunde: »Dring' in die Tiefe der Höhle ein und sieh selbst. Dann wirst du die Liebe deines Bruders [5]) entschuldigen.«

Abou el Heiloukh tat wie ihm geheißen und wurde in der Tat in Erstaunen versetzt über diese Jungfrauen und ihre Reize. »Oh, mein Bruder, welche von diesen Frauen ist Zohra?« fragte er.

Abou el Heidja antwortete: »Jene, die unvergleichlich, jene, deren Lächeln unwiderstehlich ist! Jene mit rosenroten Wangen, mit einer blendend weißen Stirn! Sie trägt eine Krone von Perlen und ihr Kleid ist über und über mit Gold besetzt.

Sie sitzt auf einem Edelsteinthron und ihr Mund ruht auf ihrer Hand.«

»Ich habe sie sogleich bemerkt, als wäre sie eine Standarte oder eine leuchtende Fackel, denn sie leuchtet unter den anderen wie eine herrliche Flamme hervor«, war die Antwort. »Aber ich muß, mein Bruder, deine Aufmerksamkeit auf eine Sache richten, welche dir noch entgangen ist.«

---

5) Im Arabischen nennen Freunde sich oft Brüder.

»Was wäre dies?«

»Zu große Freiheit herrscht in diesem Palast, mein Bruder. Bedenke, daß man nur zur Nachtzeit hierherkommt und daß dieser Palast ein heimlicher und verborgener Ort ist. Man muß glauben, daß er nur für Feste, für Trinkgelage und Ausschweifungen aller Art bestimmt ist. Hättest du den Einfall gehabt, auf einem anderen Wege, selbst durch eine Vermittlerin zu deiner Schönen vorzudringen, so würdest du nicht zum Ziele gekommen sein.«

»Und weshalb nicht?«

»Weil ich nach dem, was ich sehe, glauben muß, daß Zohra die Liebe junger Frauen sucht. Sie wird sicher weder für einen Mann eine Zuneigung haben, noch wird sie sich der Liebe zu einem Manne öffnen.«

Die Antwort war: »Mein Freund, ich kenne die Unfehlbarkeit deines Urteils. Deswegen habe ich dich rufen lassen. Du weißt, daß ich niemals gezögert habe, deine Ratschläge zu befolgen.«

Der Freund antwortete: »Hätte Allah dir nicht diesen unterirdischen Palast gezeigt, so würdest du niemals den Weg zu Zohra gefunden haben. Aber hier werden wir, wenn es Allah gefällt, uns schon Zutritt zu ihr verschaffen und uns den Zugang öffnen.«

Am anderen Tage, bei Morgengrauen, befahlen sie ihren Dienern, eine Bresche in die Felswand zu schlagen und alles aus dem Wege zu räumen, was den Zugang beschwerlich machte. Dann versteckten sie ihre Pferde in einer anderen Höhle vor Raubtieren und Dieben. Darauf drangen alle vier in den unterirdischen Palast. Jeder trug seinen Säbel und seinen Schild. Hinter sich verschlossen sie die Bresche und setzten alles wieder in den Zustand, in dem es vorher gewesen war.

Sie waren in tiefer Dunkelheit, aber Abou el Heijda schlug Feuer und zündete eine der Kerzen an. Dann gingen sie in dem Palast umher und nahmen alles gründlich in Augenschein. Er schien ihnen das Herrlichste vom Herrlichen zu sein. Die Möbel waren von höchster Kostbarkeit. Überall waren Betten und Kissen aller Arten, herrliche Wandleuchter, die schönsten Lichterkronen, die edelsten Teppiche und Tische, auf denen schon Gerichte, Früchte und Getränke aufgetragen waren.

Nachdem sie alle diese Reichtümer bestaunt hatten, untersuchten und zählten sie die einzelnen Räume, von denen es sehr viele gab. Im letzten zog eine sehr kleine, fast versteckte, mit einem Schlüssel verschlossene Tür ihre Aufmerksamkeit an und Abou el Heiloukh sagte: »Sehr wahrscheinlich ist dies die Tür, durch die man in diesen Palast gelangt. Komm, mein Bruder, wir wollen in einem dieser Zimmer die Dinge, die da kommen sollen, abwarten.« Sie richteten sich dann zum Warten in einem abseitigen, hochgelegenen Zimmer mit schwierigem Eingang ein, von dem man alles übersehen konnte, ohne selbst gesehen zu werden.

Dort warteten sie bis zum Beginn der Nacht. Dann öffnete sich die heimliche Tür und eine Negerin mit einer Fackel trat ein, welche alle Leuchter und Kerzen anzündete. Dann ordnete sie die Betten, richtete die Tische her, trug noch Speisen aller Art auf, stellte Becher und Flaschen hin und parfümierte endlich die Luft mit den herrlichsten, süßesten Wohlgerüchen.

Ein wenig später erschienen die Jungfrauen. Mattigkeit und Gleichgültigkeit lag auf ihren Zügen. Sie setzten sich und die Negerin reichte ihnen Speisen und Getränke. Sie aßen, tranken und sangen mit melodischen Stimmen.

Als sie vom Wein benebelt waren, kamen die vier Männer aus ihrem Versteck, hielten die Säbel in den Händen und schwangen sie über den Köpfen der Jungfrauen.

Sie hatten ihre Gesichter unter einem Zipfel ihrer Gewänder verborgen.

»Wer sind die Leute,« rief Zohra, »die unter dem Schutz der Dunkelheit gewaltsam in unser Haus eindringen? Kommt ihr aus den Eingeweiden der Erde oder seid ihr vom Himmel herabgestiegen? Was wollt ihr?«

»Die Begattung!« riefen sie.

»Mit welcher Frau?«

»Mit dir, Leuchte meiner Augen!« sagte Abou el Heidja und

näherte sich ihr.

Zohra: Wer bist du denn?

Abou: Ich bin Abou el Heidja.

Zohra: Aber woher kennst du mich?

Abou: Ich bin der, den du an dem und dem Ort auf der Jagd getroffen hast.

Zohra: Aber wer hat dich an diesen Ort geführt?

Abou: Allahs Wille.

Nach dieser Antwort schwieg Zohra und dachte über das Mittel nach, das sie anwenden müßte, um sich aus dieser Lage zu befreien.

Unter ihren Jungfrauen waren einige, die noch niemand hatte entjungfern können. Auch befand sich im Palast eine Frau namens Mouna, das heißt Erfüllerin aller Begierden, die niemand beim Beischlaf sättigen konnte. Zohra dachte sich: »Nur eine Kriegslist kann mich vor diesen Leuten retten. Mittels dieser Frauen werde ich ihnen Bedingungen auferlegen, die sie nicht erfüllen können, um sie los zu werden.« Darauf wandte sie sich an Abou el Heidja und sagte: »Nur dann wirst du mich besitzen, wenn du die Bedingungen erfüllst, die ich stelle.« Die vier Männer beeilten sich, sie im voraus anzunehmen und sie fuhr fort: »Erfüllt ihr sie nicht, so werdet ihr meine Gefangenen, und ihr werdet ganz und gar mir gehören.« Sie antworteten: »Sei es so.«

Sie ließ sie schwören, ihren Worten treu zu bleiben. Dann legte sie ihre Hand in die Hand Abou el Heidjas und sagte: »Dir lege ich auf, achtzig Jungfrauen zu deflorieren, ohne zu ejakulieren. Dies ist mein Wille.«

Er antwortete: »Angenommen!«

Darauf ließ sie ihn in ein Zimmer eintreten, wo sich verschiedene Betten befanden und sie schickte ihm nacheinander die achtzig Jungfrauen. Abou el Heidja deflorierte sie alle und genoß so in einer einzigen Nacht die Jungfernschaft von achtzig Jungfrauen, ohne auch nur einen einzigen Tropfen Samen zu vergießen. Eine so außerordentliche Kraft setzte Zohra und alle Anwesenden in größte Verwunderung.

Darauf wandte sich die Prinzessin an den Neger Mimoun und fragte: »Wie heißt dieser da?« Sie antworteten: »Mimoun.«

Die Prinzessin zeigte ihm Mouna und sagte ihm: »Was dich anbetrifft, so wirst du diese Frau fünfzig Tage nach der Reihe unaufhörlich, ohne dich auszuruhen, begatten. Wenn du willst, brauchst du nicht zu ejakulieren. Aber wenn Müdigkeit dich zwingt, einzuhalten, hast du deine Aufgabe nicht erfüllt ...«

Alle wollten gegen die Härte einer solchen Bedingung Einwände machen, aber der Neger widersprach und sagte: »Ich nehme diese Bedingung an und ich werde mich mit Ehren aus der Affäre ziehen.«

Dieser Neger hatte in der Tat eine unersättliche Vorliebe für den Beischlaf.

Zohra befahl ihm, mit Mouna in ihr Zimmer einzutreten und dieser trug sie auf, ihr sofort Mitteilung zu machen, wenn sie bei dem Neger das kleinste Zeichen von Müdigkeit entdecken würde.

Dann wandte sie sich an Abou el Heidjas Freund und fragte: »Wie heißt du?«

Er antwortete: »Abou el Heiloukh.«

»Dir lege ich auf«, sagte die Prinzessin, »daß du dreißig Tage vor diesen Frauen und Jungfrauen verweilst, mit einem Tag und Nacht ununterbrochen erigierten Gliede.«

Endlich fragte sie den vierten: »Wie heißt du?«

»Felah« (Glück), war die Antwort.

»Gut, Felah«, sagte sie; »du wirst uns für alle Dienste, die wir von dir verlangen, zur Verfügung sein.«

Zohra, die ihnen allen jeden Grund zu einer Entschuldigung oder der Erklärung, man hätte sie mißverstanden, nehmen wollte, hatte alle vorher genau befragt, wie sie sich während ihrer Probezeit ernähren wollten. Abou el Heidja hatte als einziges Getränk mit Honig vermischte Kamelmilch verlangt und als einzige Nahrung nur gebackene Kichererbsen mit Fleisch und vielen Zwiebeln. Bei dieser Nahrung konnte er unter Allahs Beistand sein kühnes Unternehmen durchführen. Abou el Heüloukh verlangte als Nahrung mit Fleisch gebackene Zwiebeln und als Getränk den mit Honig vermischten Saft sorgfältig geschälter Zwiebeln. Mimoun erbat sich Eigelb und Brot.

Nach Erfüllung der gestellten Bedingung bat Abou el Heidja Zohra, daß er es nun auch ihr besorgen könnte, aber sie antwortete: »Oh, das ist unmöglich! Die Klausel, der du dich gefügt hast, kann nicht von der Erfüllung der Bedingungen der anderen getrennt werden. Ist alles der Ordnung nach erfüllt, wirst du mich meinen Worten treu finden. Wenn aber einer seine Aufgabe nicht erfüllt, werdet ihr nach Allahs Willen alle meine Gefangenen sein.«

Nach dieser festen Antwort entschloß sich Abou el Heidja, bei den anderen Frauen Platz zu nehmen und mit ihnen zu essen und zu trinken, bis seine Gefährten ihre Aufgaben erfüllt hatten.

Zohra, die fest davon überzeugt war, daß bald alle ihr auf Gnade und Ungnade gehören würden, war im Anfang von einer jeden Tag größer werdenden Freundlichkeit und Zuvorkommenheit, die in gleichem Maße wie Abous Freude wuchs. Aber als der zwanzigste Tag gekommen war, fing sie an traurig zu werden, am dreißigsten konnte sie ihre Tränen nicht mehr zurückhalten. An diesem Tage lief die Probezeit Abou el Heiloukhs ab, der, nachdem er seine Probe glanzvoll bestanden hatte, an der Seite seines Freundes Platz nahm, mitten unter den Frauen und jungen Mädchen, die mit unerschütterlicher Ruhe fortfuhren zu essen und zu trinken.

Nun setzte die Prinzessin ihre letzte Hoffnung darauf, daß der Neger Mimoun ermüden und nicht ans Ziel gelangen könnte. Sie ließ sich jeden Tag Nachrichten von Mouna holen, wie die Dinge ständen. Mouna ließ sagen, was die Prinzessin in Verzweiflung versetzte, daß die Kräfte des Negers jeden Tag größer würden. Zohra sah ein, daß Abou el Heidja und seine Gefährten Sieger bleiben würden. Eines Tages sagte sie ihnen: »Ich habe wieder um Nachrichten geschickt, und Mouna hat mir sagen lassen, daß der Neger am Ende seiner Kräfte wäre.« Darauf rief Abou el Heidja aus: »Bei Allah! Wenn er nicht aushält, ja, wenn er nicht zehn Tage länger als ausbedungen am Werk bleibt, soll er den schimpflichsten aller Tode sterben.«

Der treue Diener aber hatte in fünfzig Tagen nicht einen Augenblick bei seiner Arbeit der ewigen Begattung Pause gemacht, und er machte auch noch die weiteren zehn Tage ab, die ihm sein Herr auferlegt hatte. Darüber zeigte sich Mouna im höchsten Maße erfreut, denn endlich einmal war ihre Begierde gestillt. – Mimoun, der sieghaft seine Probe bestanden hatte, konnte sich stolz zu seinen Freunden setzen.

Abou el Heidja sagte darauf zu Zohra: »Du siehst, daß wir alle Bedingungen erfüllt haben, welche du uns auferlegt hast. Jetzt ist es an dir, mir den Preis zu zahlen, der nach unseren Abmachungen mir gebührt.«

»Das ist nicht mehr als gerecht«, sagte die Prinzessin und gab sich ihm hin; er fand in ihr die Herrlichste der Herrlichsten.

Der Neger Mimoun heiratete Mouna, Abou el Heiloukh wählte unter den Jungfrauen jene, die ihm am anziehendsten erschien.

Sie blieben alle in diesem Palast und gaben sich dem guten Leben und allen Freuden hin, bis der Tod ihrem Leben ein Ziel setzte.

Ich habe diese Geschichte, auf welche die angeführten Verse anspielen, erzählt, weil sie zeigt, welchen Einfluß die Speisen und Mittel haben, welche ich aufgezählt habe, Mittel, deren alle Weisen sich bedienen, weil sie ihre Heilwirkung kennen.

Noch andere Tränke gibt es, die gut sind. Ich erwähne noch: eine Mischung von einem Maß Zwiebelsaft und zwei Maßen Honig, den man entschäumt hat. Man läßt diese Mischung auf kleinem Feuer kochen, bis der Zwiebelsaft verdunstet und der Honig allein geblieben ist. Diesen Rest nehme man vom Feuer, lasse ihn erkalten und bewahre ihn auf, bis man ihn gebrauchen will. Dann tut man drei Unzen Kichererbsen hinzu und läßt diese einen Tag und eine Nacht ausziehen.

Dieses Getränk nehme man im Winter, des Abends, wenn man

sich schlafen legen will. Es darf aber nur in kleinen Mengen genossen werden, nur einmal am Tage. Die Wünsche, die dieser Trank entfacht, lassen den Mann während der folgenden Nacht nicht los. Wer dieses Getränk an mehreren Tagen nimmt, wird immer liebesbereit sein und keine Ruhe haben. Ein Mann von heißem Temperament darf diesen Trank nicht nehmen, da er sonst Fieber bekommen würde. Wenn man nicht etwa schon alt und von kaltem Temperament ist, darf man dieses Mittel nicht länger als drei Tage auf der Reihe nehmen.

Niemals darf man es im Sommer anwenden. Sicher habe ich gefehlt, indem ich dieses Buch niedergeschrieben habe, Aber verzeihe du mir, Allah, den man nie vergeblich anruft! Bedecke mich dafür nicht am Tage des letzten Gerichtes mit Schande. Dich aber, mein Leser, beschwöre ich zu sagen: »So sei es.«